U0274977

健康向左 疾病向右

——有关疾病防治与保健养生的辩证哲理实用书

HEALTH TURNS LEFT   DISEASE TURNS RIGHT

—A Dialectic-Philosophical and Practical Booklet for
Prevention and Treatment of Disease as well as Health
Care and Regimen

吕国蔚 俞承谋 编 著

Edited by Lu GuoWei and Yu ChengMou

科 学 出 版 社
北 京

内 容 简 介

　　健康与疾病是生命科学的两个基本课题。首都医科大学低氧医学、神经生物学、生理学和病理生理学家吕国蔚教授与执业医师、心理学专家俞承谋教授，根据数十年教学实践和临床经验以及积累与收集的有关资料，合作完成本书。本书从唯物辩证的视角去阐述健康与疾病的内涵，指导自身养生保健。

　　本书作者为医药院校大学生、研究生，医药学和心理学界专家学者，乃至普通读者，提供了一本从唯物辩证法视角去领悟与把握健康与疾病内涵的科普读物。

图书在版编目（CIP）数据

健康向左　疾病向右：有关疾病防治与保健养生的辩证哲理实用书/吕国蔚，俞承谋编著. —北京：科学出版社，2016
ISBN 978-7-03-049087-2

Ⅰ．健…　Ⅱ．①吕…　②俞…　Ⅲ．①疾病–防治–基本知识 ②保健–基本知识　Ⅳ．①R4 ②R161

中国版本图书馆 CIP 数据核字（2016）第 142085 号

责任编辑：丁慧颖　康丽涛/责任校对：蒋　萍
责任印制：赵　博/封面设计：陈　敬

科 学 出 版 社 出版
北京东黄城根北街 16 号
邮政编码：100717
http://www.sciencep.com

北京凌奇印刷有限责任公司 印刷
科学出版社发行　各地新华书店经销
*

2016 年 6 月第 一 版　　开本：A5（890×1240）
2016 年 6 月第一次印刷　　印张：3 1/2
字数：70 000
POD定价：　29.00元
（如有印装质量问题，我社负责调换）

作 者 简 介

吕国蔚 1932 年生，教授，博士生导师，首都医科大学低氧医学研究所所长，基础医学研究所名誉所长。一直在科教第一线从事病理生理学、生理学、神经生物学和生物医学研究方法学等教学与科研。

主持国家／省部级基金项目 30 余项；发表论著 600 余篇；获国家科技奖 2 项、省部级科技奖 30 余项。1963 年突破缺氧适应的传统观点，提出缺氧组织适应（缺氧预适应）新概念和缺氧／缺血防治的新策略。1972 年发现中医穴位传入神经支配特征、两类传入纤维相互作用原理及其临床应用。1980 年发现脊神经节核团特征；突破脊髓单投射观点，发现脊髓双投射神经元系统；发现会聚性躯体内脏/经穴脏腑神经元。

获国务院政府特殊津贴、全国优秀教师、北京市先进工作者、北京市突出贡献专家、北京市优秀教师、首都医科大学师德楷模等称号和吴阶平桃李奖。先后受聘为美国国立卫生研究院（NIH）国际研究员，美国威斯康辛星大学、得克萨斯大学客座教授，美国 NIH 客座科学家；中国生理学会、中国神经科学会、美国生理学会、美国神经科学会、美国疼痛研究协会、国际脑研究组织等学会会员。

俞承谋 1932 年生，教授，执业医师，北京师范大学心理学硕士。中国生理学会、中国营养学会、中国心理卫生协会、中国医师协会、中国老教授协会会员。中国保健协会心理保健专委会专家委员会委员，中国心理干预协会常务理事、婚姻家庭治疗专业委员会副主任委员，北京心理卫生协会理事、原副秘书长，国际中华精神病学会理事和国际中华应用心理学研究会理事。出版著作 30 余种，发表论文 40 余篇。

前　　言

　　健康与疾病是生命科学的两个基本课题。机体的完整性及其与外界环境的统一性是健康生存的基本条件，而疾病是这种对立统一的破坏，是"失去了自由的生命"。健康与疾病也是对立的统一，两者可在一定的条件下互相转化。了解健康和疾病的本质及其相互转化的条件是防治疾病和强身保健的前提和基础。

　　作者吕国蔚从医科大学毕业后，一直工作在基础医学科教第一线，从事病理生理学、神经科学、低氧医学以及生物医学研究方法学等学科的教学和科学研究，对发热与疼痛、炎症与肿瘤等病理过程和医治康复等，特别是自愈和适应等生命科学理念，有过长期的哲理性思考、积累和收集有关资料，并与执业医师、心理学专家俞承谋教授一道，尝试从唯物辩证的视角去领悟和把握健康与疾病的内涵，合作编写了此书。

　　随着生活水平的提高，人们日益关注身心健康、疾病防治、养生保健、生活起居、饮食调养、身体锻炼、精神养护、克服不良习惯、注意生活节制等常识，各种媒体报刊也长期广泛传播有关知识。本书既适用于医药院校的大学生和研究生阅读，也可供医药学和心理学界专家学者参阅，还可作为科普读物，供众多普通读者浏览。鉴于哲学是"以辩证方式，一种使人聪明、启发智慧的学问，从存在物本身出发，去寻找理性的本质"。作者期望，这本小书对读者用哲学的头脑去领悟健康与疾病、指导自身养生保健有所启迪，从而更加聪颖地提升自身的身心健康、驾驭自己的多彩人生。

吕国蔚　俞承谋

2016 年 6 月

Preface

Health and disease are unification of opposites. To understand the nature of health and disease and their mutual transformation are the premise and basis to prevent and cure disease as well as salubrity and health care. Philosophy is knowledge to enlighten wisdom. The booklet is aimed to summarily express authors' cognizing and comprehending on health and disease in view of materialistic dialectics.

目　　录

Contents

健康与亚健康
Health and Subhealth

有关健康与疾病概念始终是医学模式的核心表现和争论焦点。除健康与疾病相对论观点外，近年来还衍生出了亚健康、亚临床疾病等概念。所有生物体都要经历生成、生长、老化和死亡的过程，也都会伴随有疾病。因此，可以把健康与疾病看作是一个连续的统一体和分度尺。良好的健康在一端，死亡在另一端，每个人都在疾病-健康连续统一体的两端之间的某一地方占有一个位置，而且随着时间的推移在变化着。

（一）健康

健康是医学上的一个重要概念。世界卫生组织（WHO）关于健康的定义，在 1948 年的宪章中，就曾给健康下了一个定义：健康是指在身体上、精神上和社会行为上的完满状态，而不是虚弱和没有疾病。它明确提出了健康应包括躯体、心理和社会交往中的正常情况。我国潘德孚先生根据"生命是信息运行的一个自组织的过程"，认为健康是生命信息运行有序，就是体内平衡。健康是一种动态平衡。这是一种平衡的状态：均衡地输入和输出能量和物质（甚至允许生长）。健康也意味着有继续生存的期望。对有情感的动物，例如人类，他是万物之灵，生来就有追求精神面与物质面两种层面更好的生活方式，所以对健康认知与要求会有更广的概念。健康是指一个人在身体、精神和社会等方面都处于良好的状态，而传统的健康观是"无病即健康"。现代人的健康观是整体健康。所以世界卫生组织给出的解释：健康不仅指一个人身体没有出现疾病或虚弱现象，还指一个人在生理上、心理上和社会上的完好状态。现代养生学者宋一夫率先提出"养生之前必先修心"的理论。由此可见心理上的健康与生理上的健康一样重要，这就是现代关于健康的较为完整的科学概念。因此，现代人的健康内容包括：躯体健康、心理健康、心灵健康、社会健康、智力健康、道德健康、环境健康等。健康是人的基本权利。健康是人生的第一财富。

　　健康的概念随着人类的文明进步在不断地更新、延伸和深化。传统的健康观曾认为"无病即健康"，机械地把健康和疾病看成单一的因果关系。这种观点既不全面，也不确切。1978 年，WHO 在国际初级卫生保健大会上发表的《阿拉木图宣言》中指出："健康是基本人权。达到尽可能的健康水平，是世界范围内的一项重要的社会性目标"。1986 年在第一届国际大会发表的《渥太华宪章》中重申："应将健康看做是日常生活的资源，而不是生活的目标。健康是一个积极的概念，它不仅是个人身体素质的体现，也是社会和个人的资源。"人们对身心健康的重视程度，标志着社会文明与进步的程度。所以说，健康不仅仅是没有疾病或虚弱，而是一种身体上、心理上和社会上的完好状态。

根据这个定义，健康不仅仅是身体健康，而且还要有心理上的健康和对社会较强的适应能力。健康的人，应该是身体健康，心理也健康，而且还必须具有进行有效活动和劳动的能力，能够与环境保持协调关系。健康的标准不是绝对的，而是相对的。在不同的地区，不同的群体，不同的个人或个人的不同年龄阶段，健康的标准是有差异的。随着社会的发展和进步，健康的水平、健康的内涵，也在不断发展。

长期以来，种种原因导致了我国的医学科普教育滞后，健康教育不足，健康保健知识贫乏。很多人只知道病来求医、花钱看病，而忽略了花钱保健、用健康的生活方式约束自己。有的人甚至迷信江湖骗子的胡言乱语，走入了健康保健的误区。人们只知道治病救命，不知道维护健康比治病救命更重要。

21世纪是一个崇尚健康的时代，我们正面临着卫生革命的新转折。生活水平的提高，使人们对健康的需求更加迫切。21世纪人们开始真正懂得要追求生理、心理、社会、环境的全方位健康，以便更好地享受现代文明的成果。随着全球人口增长和老龄化趋势，医疗费用的成倍增长，医学重心应该从治病为主转向预防为主。提高健康素质，不仅仅是个人的幸福，而且是对家庭和社会的一种责任与义务。

健康是躯体和精神处于完好的一种状态，精神健康与躯体健康相互影响。生命需要健康支撑，健康是生命之源。没有健康，生命就会变得脆弱，人生也不会走得太远。所以，健康无价。追求健康，才能追求完美的人生。富贵的人生不一定完美，而完美的人生，必定与健康相随。失去健康，纵然财富唾手可得，也将无力获取、无福受用。

健康是活着的人的福气。没有健康，伟大的理想也只能是空中楼阁。人的生命短暂又脆弱。长期地无视健康、不爱惜身体会导致疾病甚至过早地死亡。人的名誉、地位、金钱固然重要，但排在第一的当数健康。健康是"1"，其余的一切如成就、名誉、地位等都是"0"，"1"没有了，后面的"0"再多也等于"0"。投资健康，健康增值；储蓄健康，健康保值；无视健康，健康贬值；透支健康，加速死亡。

健康不只在于长寿，而更在于生活的质量，使活着的每一天都无病无痛，开开心心。世界卫生组织提出的心理平衡、合理膳食、适量运动、戒烟限酒等四大健康基础，应作为文明生活的准则。研究表明，如果能抓好这四大基石，可使脑中风减少 75%，高血压减少 55%，糖尿病减少 50%，肿瘤减少 33%，人类寿命可延长 10 年。

健康是人类全面发展和生活幸福的基础。健康投资是一件投资少、受益大的事，我们可以从很多小事做起，如多吃新鲜的蔬菜水果，多参加身体锻炼，多读一些有益的书籍，多从事一些有益的社会活动，多帮助别人和关心别人，同时注意休息好，保持开朗乐观的精神状态，并做到不吸烟，不赌博，少饮酒。健康无价，健康是我们的本钱。善待自己的身体，做个健康快乐的人，从今天开始。

（二）亚健康

亚健康状态是近年来国际医学界提出的新概念，是指人的机体虽然无明显疾病，但呈现出活力降低，适应力呈不同程度减退的一种生理状态，是由机体各系统的生理功能和代谢过程低下所导致，是介于健康与疾病之间的一种生理功能降低的状态，亦称"第三状态"。据世界卫生组织（WHO）的一项全球调查显示，全世界真正健康的人不足10%，需要找医生诊治的病人超过了20%，余下70%的人属于亚健康者。

亚健康是一种临界状态。处于亚健康状态的人，虽然没有明确的疾病，但却出现精神活力和适应能力的下降，如果这种状态不能得到及时的纠正，非常容易导致疾病的发生。亚健康即指非病非健康状态，这是一类次等健康状态，是介于健康与疾病之间的状态，故又有"次健康"、"第三状态"、"中间状态"、"游移状态"、"灰色状态"、"慢性疲劳综合征"等称谓。世界卫生组织将机体无器质性病变，但是有一些功能改变的状态称为"第三状态"，我国称为"亚健康状态"。

亚临床疾病（subclinical disease）是健康观的另一概念，又称"无症状疾病"（无临床症状）。一般认为疾病是改变了条件的生命现象过程，疾病过程中不仅有机体受损害、发生紊乱的病理表现，而且还有防御、适应、代偿生理性反应。这类病理性反应和生理性反应在疾病过程中是不可避免地结合在一起，是很难人为进行分割的进程和结局。"亚临床疾病"也属于"亚健康"只是前者强调没有临床症状、体征，但存在生理性代偿或病理性改变的临床检测证据，如"无症状性缺血性心脏病"可以无临床症状，但有心电图改变等诊断依据。

造成亚健康的主要原因：①由于激烈的生存竞争，造成了精神、体力的过度透支，使人体主要的器官长期处于"入不敷出"的失代偿的非常状态；②自然规律决定人体老化、体能下降以及生存能力降低；③心脑血管等代谢性疾病的潜伏期；④人体生物周期的低潮期阶段等。另据WHO的报告，影响人类健康的因素中，遗传因素占15%、社会因素占10%、医疗因素占8%、气候地理环境因素占7%，其余60%的因素为人的行为与生活方式。由此WHO总干事中岛宏博士指出："很多人不是死于疾病，而是死于无知"。有识之士普遍认识到，对于自身的健康，要从过去的依靠医生和医院，逐渐转变为依靠自己。

疾病是机体身心在一定内外环境因素作用下所引起的一定部位功能、代谢和形态结构的变化，表现为损伤与抗损伤的整体病理过程，是机体内部及机体与外部环境平衡的破坏和正常状态的偏离。从护理角度讲，疾病是一个人的生理、心理、社会、精神情感受损的综合表现，疾病不只是一种原因的简单结果，而是人的无数生态因素和社会因素作用的复杂结果。年度体检是发现亚临床疾病、使疾病在其初期阶段得到及时治疗的好时机，千万不要错过。

压力与应激

Press and Stress

压力引起应激。在应激状态下，人们可能会有一些超常的表现，但这些超常表现都只是短暂的，一般不会持续很长时间，在应激状态下的超常表现会动用机体能量储备，这种储备能量一经消耗，短时间内难以及时补充。应激既有积极作用，也有消极作用。经常应激动用潜在能量，会降低机体对应激源的抵抗力。

（一）压力

心理学里所说的压力，是指来自外部环境的心理压力，具体地说，是由于外部环境影响（刺激）而导致的那种紧张、焦虑并产生应激反应的心理状态。

人生从小到大，不论是在工作中还是在生活中，都可能会遇到一些让自己感到非常紧张、焦虑、为难、恐惧的事情：小到考试、面试、环境的改变、职务的更换、接受新任务、遇到新问题；大到亲人去世、自己失业、天灾人祸，等等。再有，在当今社会激烈竞争的环境里，拼命想保住自己奋斗多年才取得的地位与荣誉、同时又怕后来者居上，会时常担忧和焦虑；当父母卧床不起、孩子住院医药费已欠了几万元，想四处求助又难以启齿时，会感到忧虑、焦躁，再加上几分难堪；当你看到过去学识、能力远不如你的人青云直上、腰缠万贯、挥金如土，而你至今仍住着拥挤简陋的旧房子，过着清贫的生活，为孩子上大学的费用绞尽脑汁时，可能会觉得愤愤不平……凡此种种，不一而足。

一般而言，轻度的压力会促发或增强一些正向的行为反应，如寻求他人支持，学习处理压力的技巧。但压力过大过久，会引发不良适应的行为反应，如谈话结巴、刻板动作、过度饮食、攻击行为、失眠等。心理学研究发现，当猩猩被隔离监禁一段时间后，会出现重复的摇晃、吸吮手指或原地绕圈等刻板行为；把一只动物关在无法逃离的笼子中并给予电击，会引起动物不断吃东西的行为；当两只动物被电击时，电击开始或结束后不久，它们会打起架来。

大家都知道压力可对身心健康造成严重危害，近期，科学家对此有了新发现：压力可引起大脑中的炎症反应并导致记忆力下降和抑郁。

来自俄亥俄州立大学的神经科学家将小鼠分为两组，其中一组饲养时加入具有攻击性的大鼠给它们施加压力，通过迷宫测试评估小鼠的记忆力，结果发现受到压力的小鼠在迷宫中找不到之前已经记住的出口。该研究的负责人 Jonathan Godbout 说，"受到压力影响的小鼠记不起出口的位置了，而没有受到压力的小鼠能记得。"可怕的是这种影响可长期存在，实验后4周，受到压力影响的小鼠仍蜷缩在角落，这种表现类似人类的社交回避及抑郁的主要症状。

脑扫描发现受到压力的小鼠大脑中炎症反应增强，这是由免疫系统对外界的压力反应引起的。大脑中出现小胶质细胞（相当于巨噬细胞）说明免疫系统正在攻击大脑，引起炎症反应并阻碍新的脑细胞生长。当研究者给予小鼠抗炎药物后，大脑细胞损伤和社交回避行为没有改变，但巨噬细胞减少了，且记忆力也恢复到正常水平。说明大脑炎症与记忆力下降存在直接相关。该研究主要关注长期的压力对大脑海马区的影响，该区域在情绪反应和记忆能力方面具有重要作用。Godbout 说"损伤大脑的是慢性压力，并不仅是做一次演讲或与陌生人见面这样的压力……我们也许可以通过研究发现药物治疗或行为治疗的靶点。"

虽然之前已有过相似的研究——压力、焦虑、抑郁及记忆是如何相互关联的，但这项研究首次发现短期记忆缺失与大脑炎症反应之间的关系。下一步就是要研究在人类的大脑中是否存在这种压力反应，如果存在，医生有可能找到相应的防治对策。

对大鼠的一项新的研究提示，长期的压力会影响脑内的神经连接，使得动物会按照习惯而做出固定程序的决定，而不是根据具体问题做出具体的决定。"目标导向的行为"，是指根据特别的因果关系来选择某种做法的能力，这是日常生活所必需的。然而这种行为需要一定量的精神能量，而遭受长期压力的动物可能无法提供这种能量。葡萄牙学者调查了慢性压力对大脑中与目标导向行为有关的两个已知区域的作用。这两个区域是边缘前皮层和背内侧纹状体，这是形成习惯所必需的脑区域。与对照组的正常大鼠不同，那些反复接触压力刺激的大鼠会一直按压同一根杠杆，哪怕这样做已经不再带来最好的奖励。

长期的压力当然会对机体产生不利的影响。然而，压力并不一定都是负面的，我们常说的 "把压力变动力"，是指适当的压力。总之，压力导致的情绪反应是一把双刃剑，它能危害人的身心健康，也能让人警觉，调动人的应对能力，爆发出一种力量，促进人努力。

（二）应激

应激的产生是一种典型的从心理影响到生理的现象。先是由于紧张情绪的出现，使得大脑的情绪中枢处于兴奋状态，随即向内分泌系统发出指令，使肾上腺分泌出大量肾上腺素，刺激血压升高、心跳加快，使肝脏释放出大量的糖供给血液，提高血糖水平，给大脑和肌肉输送更多的能量，从而使人的反应更加机敏，更有力量。由于在应激状态下人能够在很短的时间内充分调动自身的全部潜能，所以常常会表现出一种超乎寻常的力量。

法国生理学家博纳德、德国生理学家普弗卢格、比利时生理学家弗雷德克都从不同角度推进了应激的研究，阐释了机体的积极适应和内部稳定状态的密切关系。二十世纪三四十年代，美国生理学家坎农和加拿大心理学家塞里认为应激是在外部因素影响下的一种体内不平衡状态，在危险未减弱的情况下，机体处于持续的唤醒状态，最终会损害健康。塞里认为，应激是机体对环境刺激的一种非特异性的生物学反应，提出 "一般适应综合征"（General Adaptation Syndrome,

GAS）学说，第一次系统地提出应激的概念。

加拿大心理学家塞里在20世纪50年代以白鼠为研究对象，从事多项压力的实验研究。塞里认为，在压力状态下的身体反应可分成三个阶段：第一阶段是"警觉"反应，这一阶段中，由刺激的突然出现而产生情绪的紧张和注意力提高，体温与血压下降、肾上腺分泌增加、进入应激状态。如果压力继续存在，身体就进入第二阶段，即"抗拒"，企图对身体上任何受损的部分加以维护复原，因而产生大量调节身体的激素。第三阶段是"衰竭"阶段，压力存在太久，应付压力的精力耗尽，身体各功能突然缓慢下来，适应能力丧失。

我们日常生活中的重大事件乃至于一些小事、琐事，都可能成为压力。人们首先会注意它、关注它，发生"警觉"或唤醒，调动自己的能量。接着是"对抗期"，人们要应对这些压力，要消耗能量。随着体力、精力的逐渐消耗，到了一定程度，问题可能解决了，压力排除了。但有时压力持续时间长，能量不断消耗，会到"衰竭期"。所谓"职业枯竭"或"职业倦怠"的现象，最容易发生在医生、护士、教师、警察等和人打交道的职业中。在这一阶段，人会发生生理和心理反应。在生理上出现心慌、气短、头痛、头晕、失眠、血压升高、食欲不振、消化不良等躯体症状，甚至生病；在心理上可能出现情绪低落、烦躁易怒、意志消沉、成就感降低、不求进取，乃至冷酷无情、残忍、无人性，折磨虐待工作对象，如军人虐待战俘，警察折磨犯人，教师殴打学生等。由此可见，由压力产生的应激状态是人成长和发展的必要条件。但如果压力强度超过了个人承受紧张刺激的能力，便会使人陷入心理危机。

压力是现代社会人们最普遍的心理和情绪上的体验。压力引起的心理反应有警觉、注意力集中、思维敏捷、精神振奋，这是适应的心理反应，有助于个体应付环境。例如，学生考试、运动员参赛，在适度压力下竞争容易出成绩。但是，正如前面所提到的，过度的压力会带来负面反应，出现消极的情绪，如忧虑、焦躁、愤怒、沮丧、悲观、失望、抑郁等，会使人思维狭窄、自我评价降低、自信心减弱、注意力分散、记忆力下降，表现出消极被动。久而久之，会破坏人的身心平衡，造成情绪困扰，损害身心健康。

临床心理学家发现，溃疡病的主要起因就是心理压力。溃疡病患者往往具有同样的特点：努力拼命工作，总是担心工作不完美，担心自己能力不够，经常体验到无助感等。癌症和心脏病的发作也与心理压力有着密切关系。由此可见，心理压力对人的身心健康的影响是广泛而普遍的。

压力是由刺激引起的。生活中压力是自然的、不可避免的，但每个人感受到的压力是不同的，即使是同样的刺激，不同的人压力感也不同。为了生存、成长和发展，我们必须以积极的态度对付压力，学会有效地处理压力，从而减轻过度压力给我们身心带来的伤害。为此要做到以下几点。

1. 接触社会，积累经验

当面对同一事件或环境时，经验会影响人们对压力的感受。有人认为，对新的任务感到有压力，很大原因是因为自己对这项工作不熟悉，怕自己不能胜任。对两组跳伞者的压力状况进行调查发现，有过100次跳伞经验的人不但恐惧感小，而且会自觉地控制情绪；而无经验的人在整个跳伞过程中恐惧感强，并且越接近起跳就越害怕。同样的道理，一帆风顺的人一旦遇到打击就会惊慌失措，不知如何应付；而人生坎坷的人，同样的打击却不会引起重大伤害。可见，年轻人自觉吃苦、多接触社会、增加经验和人生阅历，对增强抵抗压力的能力大有好处。

2. 知己知彼，未雨绸缪

对即将面临的压力事件是否有心理准备也会影响压力的感受。心理学家曾对两组接受手术的患者做实验。对其中一组在术前向他讲明手术的过程及后果，使患者对手术有了准备，对手术带来的痛苦视为正常现象并坦然接受。另一组不做特别介绍，患者对手术一无所知，对术后的痛苦过分担忧，对手术是否成功持怀疑态度。结果，手术后有准备组比无准备组止痛药用得少，而且平均提前三天出院。看来，有应付压力的准备，对自己要经历的未知事件的可能风险、背景知识有尽可能全面的了解，也是减轻压力所造成伤害的重要因素。

3. 扩大知识面，正确评估压力

美国心理学家拉泽鲁斯认为应激是环境或内部的需要超出个体、社会系统或机体组织系统的适应能力，强调认知因素在应激反应中的作用。认知（cognition）指通过心理活动（如形成概念、知觉、判断或想象）获取知识。习惯上将认知与情感、意志相对应。人类将自己对事物的诠释，称之为认知。具体说来，是指人们认识活动的过程，即个体对感觉信号接收、检测、转换、简约、合成、编码、储存、提取、重建、概念形成、判断和问题解决的信息加工处理过程。人对客观事物的认知，是从自己的感知开始的。如果一个人没有自我的感知活动，就不可能产生出认知。这种感知也是人类特有的认知形式。例如，当我们看到一个菠萝时，我们通过视觉信号的读取，清楚它的色泽；通过对嗅觉信号的读取，明白它的清香；通过对味觉信号的读取，了解它的味道、知道它的酸甜；通过对触觉信号的读取，体会它的肉质茎为螺旋着生的叶片所包裹，有点扎手等，然后，再将这些情节综合起来，得出具有整体效应的菠萝的信息。经由人的记忆思维功能的作用，会将菠萝的统合信息，进行信息存储。当我们用自己的语言形式，来诠释所要辨认的菠萝时，就会使用记忆库中所储备的信息资料（菠萝的资料），这就是我们对它的认知。

个体在压力状态下的心理反应存在很大差异，这取决于个体对压力的知觉和解释以及处理压力的能力。对压力的认知评估可以分为两个阶段。初步评估是评定压力来源的严重性，二级评估是评定处理压力的可能性。如果压力严重，又无可利用的应付压力的资源，必然产生一种持续性的紧张状态。

认知评估在增加压力感和缓解压力中有着重要作用。同样的压力情境使有些人苦不堪言，而另一些人则平静地对待，这与认知因素有关，而认知因素则与人的经历、经验、学识以及世界观紧密相连。当一个人面对压力时，在没有任何实际的压力反应之前要学会先辨认压力和评估压力。如果把压力的威胁性估计过大，对自己应对压力的能力估计过低，那么压力反应也必然大。比如，你在安静的书房里看书，忽然听到走廊里响起一串脚步声，如果认为是将要入室抢劫的坏人来了，就会惊慌恐惧；如果认为是朋友全家来拜访，就会轻松愉快。正如一位哲学家所说，人类不是被问题本身所困扰，而是被他们对问题的看法所困扰。心理学研究还表明，过度的压力会影响智能，压力越大，认知效能越差。

4. 积极面对，乐观向上

不同性格特征的人对压力的感受不同。那些竞争意识强、工作努力奋斗、争强好胜、缺乏耐心、成就动机高、说话办事讲求效率、时间紧迫感强、成天忙忙碌碌的 A 型性格特征的人，在面对压力时，性格中的不利因素就会显现出来，而且 A 型性格与冠心病有密切的关系。研究发现，A 型性格者患心脏病的人数是 B 型性格者的2～3倍。B 型性格的特征是个性随和、生活悠闲、对工作要求不高、对成败得失看得淡薄。有的人天性活泼开朗，爱开玩笑，压力很容易被其乐观精神化解掉而不成其为压力，所谓"大事化小，小事化了"；有的人不苟言笑，谨慎刻板，判断事物总先想到最坏的、最不可能发生的部分，这样，无形中给自己增加了压力。因此，用积极的态度面对人生，用乐观的态度面对压力，做到"每临大事有静气"，对化解压力大有帮助。

5. 良好环境，自我调控

一个人的压力来源与他所处的小环境有直接关系，小环境主要指工作单位或学校及家庭。工作过度、角色不明、支持不足、沟通不良等都会使人产生压力感。家庭的压力常常来自于夫妻关系、子女教育、经济问题、家务劳动分配、邻里关系等。如果工作称心如意，家庭和睦美满，来自环境的压力必然小，则心情舒畅，身心健康。由此看来，处理好自己与周围的同事、家人、邻里、朋友的关系，也是减压、"防患于未然"的重要步骤之一。

三、

病因与疾病

Pathogen and Disease

病因是引发一系列疾病症状、体征和行为异常的原因。疾病是机体在一定条件下，受病因损害作用导致机体自稳调节紊乱而发生的异常生命活动过程，使机体正常的生命活动受到限制或破坏，是生命存在的一种状态。这种状态的结局可以是康复（恢复正常）或长期残存，甚至导致死亡。在疾病诊治过程中，要寻找病因，了解疾病过程中损伤、抗损伤的矛盾对立及其相互作用，对疾病的诊治及预后具有非常重要的作用。

（一）病因

任何疾病都是由一定的致病因素引起的，这些致病因素称为病因，包括致病的原因和条件（诱因）。致病的原因是能够引起疾病并决定该疾病特征的因素，是引起疾病必不可缺少的。这些条件是在疾病的原因作用于机体的前提下，促进疾病发生发展的因素。有些条件是使机体抵抗力降低或易感性、敏感性增高，从而使机体在相应原因的作用下易发病，有些条件是使相应的原因以更多的机会、更大的强度作用于机体而引起疾病。

致病的原因和条件在疾病的发生发展过程中起着不同的作用。致病的原因是必不可少的因素，而营养不良、过度疲劳等，常可作为条件而促进疾病的发生和发展。

病因的种类很多，一般可分为外界致病因素、机体内部因素及自然环境和社会因素三个方面。外界致病因素即外因，最常见的致病因素是细菌、病毒、立克次体、支原体、螺旋体、真菌及寄生虫（如原虫、蠕虫）等生物性病原微生物。这些致病因素都具有生命，通过一定的途径侵入机体，所引起的病变常常有一定的特异性。病原微生物作用于机体后能否引起疾病，除与致病微生物的数量、侵袭力及毒力有关外，也与机体的机能状态、免疫力等条件有密切的关系。环境中的机械力、高温、低温、电流、电离辐射、大气压的改变等物理性因素能否引起疾病以及疾病的严重程度，主要取决于这些因素的强度、作用部位和持续时间的长短。环境中的化学性因素包括无机毒物、有机毒物，对机体的作用部位，大多有一定的选择性。营养过多和营养不足也都可引起疾病。

机体的内部因素即内因，包括免疫性因素、神经内分泌因素、遗传性因素、先天性因素、心理因素和年龄性别因素等。其中有些内因可直接引起疾病，另有一些内因如机体的防御功能降低和对致病因素的易感性增强等可作为条件而促进疾病的发生。外界的致病因素通常是使易感的、防御功能降低的机体发病。免疫性因素，当机体的非特异性和特异性免疫功能降低时，可促进疾病的发生。机体的免疫功能严重不足或缺乏时，可引起免疫缺陷病，机体易伴发致病微生物的感染或较易发生恶性肿瘤。异常的免疫反应可引起变态反应性疾病。某些机体对形成的自身抗原发生免疫反应并引起组织损伤，引起自身免疫性疾病。某些疾病的发生与遗传因素有关，如某种染色体畸变引起先天愚型，某种基因突变引起血友病。机体某种遗传上的缺陷，使后代的生理、代谢具有容易发生高血压、糖尿病等遗传性疾病的倾向。损害正在发育的胚胎和胎儿的先天性有害因素，可引起与遗传物质无关的先天性疾病。

　　心理因素对机体各器官、系统的活动起重要作用，与人们的日常生活和某些疾病的发生、发展和转归有密切关系。积极的、乐观的、坚强的心理状态是保持和增进健康的必要条件，长期的焦虑、怨恨、忧郁、悲伤、恐惧、紧张、愤怒等消极的心理状态可以引起人体系统功能失调，容易促进偏头痛、高血压、溃疡病等心身疾病的发生。此外，季节、气候、气温及地理自然环境等因素，既可影响外界致病因素，又可以影响人体的机能状态和抵抗力，从而影响疾病的发生。生活、劳动、卫生条件等社会环境因素，对人类健康和疾病的发生发展也有着重要影响。

　　任何疾病都是有原因的，但仅仅有原因的存在不一定发生疾病，疾病的发生常常需要一定的条件，原因是在一定的条件下发挥致病作用的。例如，受寒、过度疲劳、免疫力降低等条件，能使机体对感冒病毒的抵抗力降低或易感性增高，因此具备其中一个或一个以上条件的机体在接触感冒病毒后就易于发病。在这里，条件起着重要的作用。但是，无论条件如何重要，如果只具备条件而没有病因的作用，相应的疾病就不会发生。在不同的疾病中，条件所起的作用并不完全一样。正确认识和区别疾病的原因和条件在疾病发生发展中的作用，对于预防和治疗疾病具有重要意义。

每个人都希望自已拥有健康的身体，可事实上我们却常常被疾病所困扰。这是由于外因、内因和环境条件已达到损害人体自愈的严重地步。人为什么会生病的基本缘由在于凡事皆有极限和人与自然的矛盾。

病因学和发病学在医学中占着十分重要的地位。只有弄清疾病的原因和发生发展规律，才能顺利解决疾病的诊断、治疗和预防问题。在认识个别疾病的原因和发生发展规律基础上总结、概括出来的具有普遍意义的病因和发病规律，又指导着人们更有成效地认识个别疾病的原因和发生发展规律。

（二）疾病

疾病是指机体在一定条件下由病因与机体相互作用而产生的一个损伤与抗损伤斗争的有规律过程，体内有一系列功能、代谢和形态的改变，出现不同的临床症状与体征，机体与外环境的协调发生障碍，正常的生命活动受到限制或破坏。受病因损害作用后，因自稳调节紊乱、生命信息运行障碍而发生的异常生命活动过程，可分为传染性疾病和非传染性疾病和由自体遗传系统存在疾病基因或环境刺激因素等的作用下引发的遗传性疾病。疾病可通过药物或手术医治予以干预，结局可以是痊愈康复、长期残存和死亡。

疾病是人体应对不良刺激而产生的变化，是身体从一种状态变化成另一种状态。这种变化是自救的，是生存所需要的，无论是内部的变化或是外部的变化，都是延续生命的需要。疾病和生命如影随形，只要生存就必须面对。人体必须随时随自然和自身状态而变化，不变化人就不能迎战生存。在此过程中，机体受到损伤和危害的同时，机体也产生对抗或抵御这种损害的抗损伤反应，二者相互作用促使疾病的发展与转归。疾病是身体解决自身问题的一种手段，是对自己的一种保护，通过战胜疾病改变自己，以适应外界的变化。健康与疾病是不可分割的。哲学家唐君毅认为，身体各部组织的分裂产生疾病，认为分裂正是开拓之始，借着分裂而开拓生命，超越痛苦最终复归统一。

生老病死也被认为是人生四大苦，最苦的莫过于"病"了。"没什么不能没钱，有什么不可有病。"健康与疾病看作是一个连续的统一体和分度尺。每个人都在疾病-健康连续统一体的两端之间的某一点占有一个位置。人们当然希望这个点多在健康的一端徘徊。健康是幸福之首。人一旦得了难以忍受的疾病，失去了身体这个本钱，其他一切都无从谈起。

疾病包括人体各组织、器官的不正常，心理障碍以及社会行为上失态。对疾病有许多不同的解释，如"疾病是机体伴有疼痛或不适感觉"、"疾病是细胞损伤的结果"等，但都没有反映疾病的真正本质。马克思把疾病看成为"失去了自由的生命"。机体的完整性及其与环境的统一性是生命活动过程中健康生存的基本条件。从健康的定义来说，反之则为疾病。看来健康是机体内和外界环境对立统一，疾病则是这种对立统一的破坏。健康与疾病也是对立统一的，两者在一定的条件下可以互相转化。健康转化为疾病、疾病转化为健康，是在一定条件下矛盾转化的结果。了解转化的条件是预防和治疗疾病的前提和基础。

大自然是无情的，但也是公正的。病毒、病菌是引人致病的重要原因，所以对人来说，病毒病菌是可恶的。大自然是真正的裁判员，它遵循"物竞天择，适者生存"的法则，让人类与病毒病菌公平竞争。所以人有人的活法，病毒病菌有自己的生存之道。人可以用智慧杀灭病毒病菌，病毒病菌可以用变异、海量繁殖等办法沉着应对，所谓"道高一尺，魔高一丈"。旧的病毒病菌消灭了，新的病毒病菌还会诞生，人与病毒病菌的斗争永无休止。

四、

损伤与防护

Damage and Safeguard

损伤与抗损伤是疾病过程中的一对基本矛盾。遭到损伤危害的机体会出现抗损伤反应。二者的力量对比决定疾病的发展和转归：损伤力度大于抗损伤强度，疾病趋于恶化，否则趋于好转和痊愈。

（一）损伤

损伤指人体受到外界各种创伤因素作用所引起的皮肉、筋骨、脏腑等组织结构的破坏，及其所带来的局部和全身反应。除致病性微生物所致的生物损害外，还有机械、物理、化学因素所致的损伤。按损伤部位分类可分为外伤和内伤。外伤是指皮、肉、筋、骨损伤，临床可分为骨折、关节脱位与筋伤等；内伤是指脏腑损伤及损伤所引起的气血、经络、脏腑功能紊乱而出现的各种损伤。按受伤部位的皮肤或黏膜是否破损可分类为闭合性和开放性。闭合性损伤是受钝性暴力损伤而外部无创口者；开放性损伤是指由于锐器、火器或钝性暴力作用使皮肤粘膜破损，而有创口流血，深部组织与外界环境沟通者。

损伤的机制主要涉及细胞膜的破坏、活性氧类物质和胞质内游离钙增多、缺氧、化学毒害和遗传物质变异等几方面，它们互相作用或互为因果，导致细胞损伤的发生与发展。

1. 细胞膜的破坏

机械力的直接作用、酶性溶解、缺氧、活性氧类物质、细菌毒素、病毒蛋白、补体成分、化学损伤等都可破坏细胞膜结构的完整性和通透性，影响细胞膜的信息和物质交换、免疫应答、细胞分裂与分化等功能。细胞膜受到破坏的机制在于进行性膜磷脂减少，磷脂降解产物堆积，以及细胞膜与细胞骨架分离使细胞膜易受拉力损害等。细胞膜破坏是细胞损伤特别是细胞不可逆性损伤的关键环节。

2. 活性氧类物质的损伤

活性氧类物质（reactive oxygen species，ROS）又称反应性氧类物质，包括处于自由基状态的氧（如超氧自由基和羟基自由基 OH⁻），以及不属于自由基的过氧化氢 H_2O_2。自由基（free radicals）是原子最外层偶数电子失去一个电子后形成的具有强氧化活性的基团。细胞内同时存在生成 ROS 的体系和拮抗其生成的抗氧化剂体系。正常少量生成的 ROS，会被超氧化物歧化酶、谷胱甘肽过氧化物酶、过氧化氢酶及维生素 E 等细胞内外抗氧化剂清除。在缺氧、缺血、细胞吞噬、化学性放射性损伤、炎症以及老化等的氧化还原过程中，ROS 生成增多，脂质、蛋白质和 DNA 过氧化，分别引起膜相结构膜质双层稳定性下降，DNA 单链破坏与断裂，促进含硫蛋白质相互交联，并可直接导致多肽破裂。ROS 的强氧化作用是细胞损伤的基本环节。

3. 细胞质内高游离钙的损伤

磷脂、蛋白质、ATP 和 DNA 等会被胞质内磷脂酶、蛋白酶、ATP 酶和核酸酶等降解，此过程需要游离钙的活化。正常时细胞内游离钙与钙转运蛋白结合贮存于内质网、线粒体等处钙库内，胞质处于低游离钙状态。细胞膜 ATP 钙泵和钙离子通道，参与胞质内低游离钙浓度的调节。细胞缺氧、中毒时，ATP减少，Na^+/Ca^{2+}交换蛋白直接或间接激活胞质内游离钙使之继发增多，促进上述酶类活化而损伤细胞。细胞内钙浓度往往与细胞结构和功能损伤程度呈正相关，大量钙的流入导致的细胞内高游离钙（钙超载）是许多因素损伤细胞的终末环节，并且是细胞死亡最终形态学变化的潜在介导者。

4. 缺氧的损伤

细胞缺氧会导致线粒体氧化磷酸化受抑，ATP 形成减少，细胞膜钠-钾泵、钙泵功能低下，胞质内蛋白质合成和脂肪运出障碍，无氧糖酵解增强，造成细胞酸中毒，溶酶体膜破裂，DNA链受损。缺氧还使活性氧类物质增多，引起脂质崩解和细胞骨架破坏。轻度短暂缺氧可使细胞水肿和脂肪变，重度持续缺氧可引发细胞坏死。在一些情况下，缺血后血流的恢复会引起存活组织的过氧化，反而加剧组织损伤，称为缺血再灌注损伤。

5. 化学性损伤

许多化学物质包括药物都可造成细胞损伤。化学性损伤可为全身性或局部性两种类型，前者如氯化物中毒，后者如接触强酸强碱对皮肤黏膜的直接损伤。化学物质和药物的剂量、作用时间、吸收蓄积和代谢排出的部位以及代谢速率的个体差异等，分别影响化学性损伤的程度、速度与部位。

6. 遗传变异

化学物质和药物、病毒、射线等均可损伤核内 DNA，诱发基因突变和染色体畸变，使细胞发生遗传变异（ genetic variation ）。通过引起：①结构蛋白合成低下，细胞缺乏生命必需的蛋白质；②阻止重要功能细胞核分裂；③合成异常生长调节蛋白；④引发先天性或后天性酶合成障碍等环节，使细胞因缺乏生命必需的代谢机制而发生死亡。

（二）防护

不是所有的疾病症状都对人体有害。

1. 咳嗽其实是在排出体内的垃圾

我们体内的肺泡是气体交换的重要场所，当肺泡的薄膜布满了灰尘和污物时，我们的身体就会做出保护性反应，通过咳嗽来震动肺部，使停留在肺泡薄膜上的灰尘和污物脱离。在我们的呼吸道黏膜表面，有许多纤毛，通过肉眼是看不到它们的，但这些纤毛会发挥它们的作用，把"垃圾"运送到咽喉，然后排出体外。但是，大多数人在咳嗽的时候选择通过服药来止咳，这种做法显然暂时缓解了咳嗽的症状，却会导致大量的灰尘和污物滞留在肺部，当这些"垃圾"越积越多时，我们的肺功能就会受到影响，进而就会损害健康。

2. 打喷嚏是排出身体内部的异物

打喷嚏，我们每个人都经历过。其实打喷嚏是好事，不要抑制它，它是一种呼吸道排斥异己的行为，也是一种人体自我防御和保护行为。当我们感冒的时候，通常会通过打喷嚏来排出一部分体内的细菌和病毒，随着感冒症状的好转，打喷嚏的现象也会逐渐消失。

在日常生活中，偶尔打喷嚏还有益于人体健康，可以将体内的一部分病菌释放出来。有些人因为各种原因会把喷嚏憋回去，这样不仅会把喷嚏中的细菌吞回体内，给健康埋下隐患，还容易使咽部的细菌由咽鼓管进入中耳鼓室，从而引发急性中耳炎。而且人在打喷嚏时，上呼吸道会产生强大的压力，口鼻都被捂住，不能得到缓解的压力会通过咽鼓管作用于耳道鼓膜，严重时还可能造成鼓膜穿孔。因此，为了身体健康，我们一定要痛痛快快地把喷嚏打出来。但是打喷嚏时也不能太强烈，否则会使血压突然反弹性增高，甚至使颅内压增高，引起脑血管破裂，进而导致颅内出血；胸腔内的压力也会从高压突然转成低压，易诱发心脏病或脑栓塞。

3. 腹泻

吃完羊肉串拉肚子未必是坏事。有的人吃完不干净的羊肉串会拉肚子，有的人却平安无事，这两种情况到底哪种是健康的，哪种是好现象呢？一般人可能认为是不拉肚子的人身体好，其实事实恰恰相反。当我们吃了不干净的食物后，在肠道消化这些食物的时候，机体为保护自身，可以通过分泌水分和加快肠道蠕动来排出其认为不好的肠内容物，就会促使肠道产生收缩、分泌液体等一系列保护措施，促进腐败的食物排出体外，这时会导致腹泻，也就是俗称的"拉肚子"。因此，在吃完不干净的羊肉串后腹泻，说明肠胃是正常的，在吃进不干净的食物后，身体马上就可以采取保护措施把它们排出去。如果身体的内部环境比那些不干净的食物还要差，当然就不可能出现腹泻的症状，所以说没有腹泻的人，他的肠胃反而可能不好。

身体出现不是很严重的异常反应的时候，不一定急着去找医生或吃药，而要给身体一个自愈的过程和机会，调动身体的能量将细菌排出体外，还没有副作用。人类吃五谷杂粮，生病是很正常的，是身体对异常状况做出的反应，这个时候，就需要我们积极地给予配合调理。几个病菌并不能致命，也不会引发严重的疾病，生病的根源是每况愈下的身体状况。身体免疫力的降低，自愈功能的缺失以及各系统功能的紊乱，这些都是身体出现重大疾病的原因。

大自然似乎倾向于在自然界保持某种制衡，任何企图消灭这种制衡的做法最终都会徒劳无功。人类那种企图在自然界唯我独尊、为所欲为、纵情享乐的做法，最终可能危及到自身的生存。大自然把性的快乐赋予人类，我相信这是大自然对人类繁衍后代给予的奖赏。当高智慧的人学会把性与生育分开，单纯把它当做享乐工具的时候，随之而来的就是艾滋病及性病的流行；当人类百无禁忌，为一饱口福，吃遍天下无敌手的时候，就是 SARS 等疾病开始流行的时候。

由病毒、病菌引起的疾病只是人类疾病当中的一部分。由于衰老的参与，人像机器一样，时间长了会出毛病。当然这种毛病的产生与不良的生活方式与生活习惯也息息相关，就像一台机器，保养不佳寿命自然就短。但我们即使保养得好，对绝大多数人而言，出毛病也是早晚的事，不管你多么注意生活细节。这就像绝大多数人的去世似乎总是某种疾病导致，其实疾病只是人老去的一种方式。衰老与死亡是包括人在内的一切生命体的宿命。

一切生物都难免得这样那样的疾病，但有一类病算是人类的专利，这就是精神疾病。精神疾病可能是人为自己所拥有的高智慧付出的代价。人所具有的自我意识，人欲望的无限性与资源的有限性、人对过去的记忆和对未来的想象等，都可能是引起人精神疾病的重要因素。

人得病是不幸的，特别是那些遗传性疾病患者，因为他们比别的患者更显得无辜。没有哪个人愿意得病，但得病的时候多是神不知鬼不觉，令人防不胜防。有句话叫"病从口入"，所以为了防病，一个叫叔本华的德国哲学家无论走到哪儿，都随身带着一只专供自己喝水的杯子。

俗话说，"有什么别有病"。没有人愿意得病，但病往往是不请自来。人需要对疾病保持某种程度的警戒及预防，但也要有一份顺其自然的心态，"既来之，则安之"，否则会很累。我们可能无法改变得病的事实，却可以改变对疾病的态度。演员傅彪得了癌症，依然笑容可掬，并坦言得病使他"真正体会到某种爱的本质"；作家贾平凹得了肝炎，感悟到"病也是一种哲学"；美国 19 世纪的残障教育家海伦·凯勒在她出生十九个月的时候，因病失去了宝贵的听力与视力，但她写出了自传《假如给我三天光明》，让成千上万的残疾人和正常人看到了生命的价值。从这个意义上讲，得病对意志坚定的人来说可以是一次生命升华的机会，尽管对一个具体的人来讲，这样的机会还是没有为好。安德鲁·韦尔认为，把疾病当做一份礼物，学会把疾病看做让你成长的礼物，可能会启动康复系统。

癌细胞也可以说不是人体的敌人。癌细胞不是变异而来，而是人体能力不够时生产的残次品，当人体能力恢复时，人体会生产足够的巨噬细胞清理这些不合格的产品，重新生产正常的细胞来修复被破坏的组织。癌细胞虽然是残次品，但它对人体是有帮助的，就像穷苦的人，衣服撕破了，他没有同色系的布和线来补他的衣服，只能有什么补什么上去，虽然不好看，但能穿。人体的组织遭细菌病毒破坏后，残次品的癌细胞修复了组织，使人体不会因为失血而死亡，它是人体无可奈何下的产物，对人体是做出贡献的。当然，癌症的病因是多方面的。

糖尿病在某种意义来说不是病。糖尿病是人体为了自救而采取的应变措施，就像一户人家，当他的经济不能支持他的生活开支时，他会变卖他的家具来支撑他的生活。当人体维持生命的能量不够时，人体就会分解自己肌肉中的蛋白质转化为糖分来维持生命，这是一种临时的应变措施，一旦人体对蛋白质吸收够了，人体首先选用蛋白质，这样血液里的糖分就会多起来。因为分解肌肉产生糖分的机制并非说停就停，糖分的浓度要达到一定的值才能给大脑一个信息反馈，新的指令才会形成，而且原来释放在血液里的指令也一定要用完。所以血糖高的人当他的血糖有时高有时不高时（不包含饮食因素），他的问题就接近尾声了。当人体的肌肉一年比一年消瘦时，肌肉转为糖分的机制已确立，但这时候是检查不出血糖高的现象的，因为糖分都为维持生命消耗掉了。血糖高与人体生病是无关的，人体生病与蛋白增多有关。当人体蛋白增加时，人体造的血就多了，血多了人体的自修复功能就会启动，血糖高只不过是与蛋白多同步看到的一件事。现在没有人去查人体的蛋白多了，无法查人体的血多了，就硬说血糖高了会生病，其实人体自己会把多余的糖分排出体外，等到人体自己调整好了，这个问题也就不存在了。

肾素和血管紧张素是使人体血压升高的因素。这是西医界研究的成果。但是当人体血压高的时候，西医检查这些人的血液，并没有明显的肾素血管紧张素增加的迹象，结果高血压的原因就变得不明白了。西医讲究的是空间，中医讲究的是时间，肾素和血管紧张素确实是人体为了提升自身的血压而增加的激素。

由于人体的血液总量不断下降，血管里有了沉淀的垃圾，血管的弹性变差了，不能帮助心脏把血送到四肢、送到大脑。血管紧张素可以使血管弹性加强，增强对全身的供血。血总量的下降使人体五脏六腑的功能随之下降。肺气的下降，使肺的布水能力不足，血液就变得黏稠，这是一种渐变。黏稠的血液使心脏不胜负荷，人体用增加肾素来帮助心脏搏动，但这时候你是看不到血压高的，因为这时候人体血管里的血流量是很少的。当人体的总血流量不断提高，血管里的血多了，而肾素与血管紧张素尚未撤除或减少，这时候我们就看到高血压了。高血压是人体调节过程中看到的一个现象，这个调节是要有条件、要有时间的。

五、

代偿与再生

Compensation and Regeneration

代偿与再生是疾病损伤过程中机体抗损伤反应和机体自愈力的重要体现。机体器官组织遭受损伤时，受损的组织器官会产生代偿，弥补、恢复受损的功能，亦可再生出已损组织的结构，复原受伤器官的功能与结构。

（一）代偿

致病因素作用于机体引起机体损伤时，机体同时调动各种防御、代偿功能来对抗致病因素及其所引起的损伤。损伤与抗损伤的相互作用，贯穿于疾病的始终。双方作用力量的对比，决定着疾病发展的方向和结局。损伤占优势时，疾病向恶化的方向发展，甚至造成死亡；抗损伤占优势时，病情缓解并向痊愈发展。损伤与抗损伤反应，在一定条件下可发生转化。炎症和局部变质属损伤性改变，而渗出和增生属于抗损伤反应；但如果渗出物过多，大量聚集于心包腔或胸腔，则可压迫心、肺，影响其功能，而转化为损伤性因素。医生和护士在自己的工作岗位上，每天都在尽力排除或减轻损伤性改变，保护和增强抗损伤反应，促使疾病痊愈。

在轻微的各种招致损伤因素持久作用下，机体通过自身的代谢功能和结构改变加以调整适应。在调整过程中，形态结构可以出现多种改变，如细胞的数目增多或减少、体积增大或变小、细胞和组织类型发生转变等。组织细胞或器官肥大和增生时，细胞器增多，蛋白合成酶增加，蛋白质的合成代谢占优势，达到更高的功能水平，适应改变了的环境需要。器官和组织的细胞的体积变小和数量减少、器官或组织缩小萎缩时，萎缩细胞的细胞器减少，降低细胞对氧和代谢物质的需求，适应降低了的工作负荷。

为了人的健康生存，机体要提供一个稳定的内环境以利于各个系统的功能正常运转、各种组织细胞正常工作。酸碱平衡是机体内环境稳定的重要组成部分。体液酸碱度通常以 pH 表示。pH＜7.36，表明有酸中毒；pH＞7.44，则表明有碱中毒，出现酸碱平衡失调。这时医生的责任就是及时纠正这种平衡失调，给机体提供酸碱平衡的内环境。

某些器官因疾病受损后，机体调动未受损部分和有关的器官、组织或细胞来替代或补偿其代谢和功能，这种代偿使体内建立新的平衡。如慢性肾小球肾炎时，一些肾单位损伤破坏，肾小球发生纤维化，其所属肾小管萎缩、消失。这时，未受损害的或受损较轻微的肾单位功能增强，细胞增生、肥大。若一个肾脏由于疾病而被切除，另一个肾脏则会肥大，甚至可增大一倍，以代偿切去的肾脏的功能。代偿的主要基础是大部分器官都有一定的储备力，即平时都有一部分功能单位处于静止的或功能极低的状态，一旦发生生理性需要，这部分细胞或组织的功能会增强起来。其次是器官、组织和细胞通过神经和体液的调节发生增生和肥大，两者都能代偿失去或不足的功能。各种器官的储备力大小不同，但都有一定的限度，不可能无限制地代偿下去。如一些心脏病患者常有代偿性心肌肥大，若病因不能除去，当心肌肥大到一定程度时，血氧供给不足，无氧糖酵解增强，酸性代谢产物聚积，肌收缩力下降，则发生代偿不足，这称为代偿失调，可导致心腔扩张，发生心力衰竭。代偿对机体是有利的，可以弥补器官已失去的功能，但是有时代偿会带来一些不利于机体的副作用，如肺萎陷或支气管哮喘时，可以发生代偿性肺气肿，此时气肿的肺泡腔充气过多，肺泡隔毛细血管受压，肺循环血流阻力增加，右心负担加重。严重者还可导致肺源性心脏病。

代偿，意味着按"正常"状态已不能实现原有的代谢平衡了，故多对身体不利。如甲状腺的分泌不足，腺体可通代偿反应来维持正常的生命活动。代偿有以下 4 种方式：

（1）器官储备力的动员和代偿性增生：人体重要生命器官的储备力很大，如肝、肾、肺，只要有 1/10～1/5 的正常组织就足够机体需要。因此，肝肾功能障碍只有在器官发生弥漫性病变时才能检查出来。而且当器官的一部分发生病变时，健康部分还会代偿性增生。

（2）机能为主的代偿：如心脏瓣膜病时，通过心肌的肥大，心脏收缩力的加强，维持着循环的正常。

（3）代谢为主的代偿：如酸碱平衡紊乱时体内存在的多对缓冲系统发挥作用，使体液的酸碱度保持在相对平衡的状态。

（4）结构的代谢：如器官的肥大、再生、组织的修复等。

（二）再生

组织和细胞损伤后，周围存活的细胞进行增殖，以细胞的再生为基础，对缺损部分在结构和功能上进行修复。生命过程中，在生理情况下，机体经常有某些细胞死亡，又被同类细胞增生代替，如血液中的红细胞平均寿命为 120 天，每天都有一定数量的红细胞进行更新。又如表皮脱落由基底细胞增生、补充；月经期子宫内膜脱落后又被新生内膜代替等生理性再生。病理性再生有完全性再生和不完全性再生之分：如组织受损很轻，死亡细胞由同类细胞再生补充，完全恢复原有的结构和功能，实现完全性再生；如组织受损严重，缺损过大，或再生能力弱的细胞死亡，则常由新生的结缔组织（肉芽组织）再生、修补不能恢复原有的结构和功能，最后形成瘢痕，出现不完全性再生。例如，心肌细胞再生能力极弱，损毁后均由纤维结缔组织代替，很难恢复原有的结构和收缩功能。损伤细胞能否完全再生除了取决于该细胞的再生能力外，还依赖于局部损伤的程度和范围。大范围细胞坏死后，不仅在数量上难以用同类细胞代替，而且坏死后留下的间质支架也往往塌陷，再生的同类细胞无法在结构上保持原样，也就难以实现功能的恢复。我们都知道，伤口的愈合和瘢痕的出现，都是身体所做的自我修复工作。现代医学已发现，在人体康复过程中所出现的某些症状，其实是修复工作的一部分。明白了这个道理，在治疗疾病时就不要随意干扰人体的工作，医生（或者是我们自己）应该做的，是修缮局部，促进整个自愈系统的健康发展。

因外力作用引起的组织缺损或断离，通过细胞再生进行修复的过程称创伤愈合。在创伤第 1 天内的急性炎症期，伤口出血，同时伤口周围很快出现不同程度的炎症，渗出物和血凝块充满缺口，起临时填充和保护作用。如果无感染，2～3 天炎症逐渐消退。细胞增生期上皮组织修复可经历上皮移动、细胞增生和上皮分化三个阶段。瘢痕形成时经过细胞增生期，创口已初步愈合，此时肉芽组织中的成纤维细胞大量合成、分泌原胶原蛋白，在细胞外形成胶原纤维，成纤维细胞逐渐转变为纤维细胞。随着胶原纤维大量增加，毛细血管和纤维细胞也减少，肉芽组织变为致密的瘢痕组织。我们的机体就是通过如此精密的自我调节、自我修复机制尽最大努力保证生命的正常运转。

再生是生物界在长期进化过程中获得的自我防御机制，低等动物比高等动物再生力强；结构、功能上分化低的，平时易受损伤的、生理过程中经常更新的组织再生能力强。人类由于自身活动过程中的防御能力较强，再生能力较其他动物弱，发生较大范围的损伤时，一般均为不完全再生。

再生力强的细胞见于表皮细胞，呼吸道、消化管和泌尿生殖器的黏膜被覆上皮，淋巴、造血细胞等。这类平时进行生理性再生的细胞每时每刻都在衰老与新生，损伤后也具有强大的再生能力。有潜在较强再生力的细胞见于各种腺器官的实质细胞如肝、胰、内分泌腺、汗腺、皮脂腺及肾小管上皮细胞等。这类细胞在正常情况下不表现出再生能力，但损伤破坏时，才具有较强的再生能力。属于此类的细胞还有成纤维细胞、血管内皮细胞、骨膜细胞和结缔组织中的原始间叶细胞，后者可向各种间叶成分的细胞分化，如骨、软骨、脂肪、成纤维细胞等。

再生力微弱或无再生力的细胞中，中枢神经细胞和神经节细胞不能再生,遭损坏后由神经胶质瘢痕补充;神经细胞的轴索受损,在神经细胞存活的情况下可以再生,但再生的轴索有时杂乱无章,常与增生的结缔组织一起卷曲成团,形成所谓创伤性神经瘤,可发生顽固性疼痛。心肌细胞再生能力极弱,在修复中几乎无作用,损毁后均由纤维结缔组织代替。平滑肌和横纹肌虽有微弱的再生能力,当细胞损伤后,一般也由纤维结缔组织代替。而纤维结缔组织并不具有肌细胞的收缩功能。

神经细胞是否能再生?成年人的大脑是否可以生成新神经元?长期以来一直存在争议。2013 年 6 月 6 日,国际顶级期刊 Cell 杂志发表的一项研究显示,成年人大脑的海马体中的确生成了许多新神经元,海马体是关键的记忆和学习区域。这项研究巧妙利用了半个多世纪前的地表核弹试验,在检测人体内碳 14 含量的基础上,分析神经元的产生时间。研究显示,人类的海马体中每天都会产生新的神经元,而这些神经元很可能涉及了重要的认知功能。

瑞典 Karolinska 学院的 Jonas Frisén 教授说,"许多人一直认为,大脑中的神经元数量是我们与生俱来的,出生后人类就不会再获得新神经元了,而我们首次提出证据说明,在人的一生中海马体区域都存在着神经元生成过程,这些新生神经元很可能有助于人类的大脑功能。"由于技术限制,迄今为止人们都没能对人类神经元生成进行定量分析。为了克服这一问题,Frisén 及其团队开发了一个新方法来记录神经元的产生。五十多年前人类进行的地表核弹试验,导致空气中碳 14 水平升高,这是一种非放射性的碳。而 1963 禁止核试验条约问世以来,空气中的碳 14 水平以特定速率逐渐下降。人们在食用植物或动物产品时，也同时吸收了正常碳和碳 14，二者的比例对应它们在空气中的组成。因此，每当大脑生成新神经元时，DNA 就记录了当时碳 14 在空气中的浓度。在此基础上，研究人员就可以通过碳 14 测定来确定神经元生成的时间，这与考古学家常用的方法类似。

研究人员对一些死者的海马体神经元进行研究，测定了神经元 DNA 中的碳 14 浓度。他们发现，这些细胞有超过 1/3，会在人的一生中定期更新。研究显示，人类成年阶段，每天约增加 1400 个新神经元，这一速度会随着年龄增长稍有降低。研究人员指出，成年人海马体的神经元生成程度与成年小鼠相近。从小鼠研究来看，神经元生成可能对人类认知和精神疾病也有重要作用。研究还发现抑郁与海马体神经元生成减少有关，此结果将有助于开发出更有效的新抗抑郁药物。

六、

发热与疼痛
Fever and Pain

俗话说，"人吃五谷杂粮，哪有不生病的？" 发热感冒、气管炎、肺炎、头痛、腿痛，这些都是老百姓的常见病、多发病。在这些常见病、多发病中，往往包含着一些常见的病理过程，其中最为常见的是发热与疼痛、炎症与肿瘤、缺氧与休克。

患病时通常出现肩酸、疲劳、焦虑、烦躁、失眠等身体不适，但最突出的表现是发热和疼痛。发热又称发烧，是机体对感染损害的一种全身性的防御反应；由于致热原的作用，机体的体温调定点上移，出现调节性体温升高。疼痛是机体受到损伤时发生的一种不愉快的感觉和情绪性体验，是身体受到伤害的一种警告。

（一）发热

发热是疾病的一个标志，发热本身不是疾病，而是一种症状。什么是"症状"？它指的是在疾病过程中人体内的一系列机能、代谢和形态结构异常变化所引起的病人主观上的异常感觉。在人体大脑内的下视丘有一个温度调节中枢，负责身体的温度调节。导致发热的物质称为"热原"（pyrogen），主要分为外源性和内源性两类。外源性是侵入人体的细菌、病毒等产生的毒素直接刺激身体的温度调节中枢，引起体温升高，可见于败血症。内源性是人体为了抵抗感染，巨噬细胞、白细胞等与入侵生物作用，产生的复合体或代谢产物。这种复合体或代谢产物目前认为是白介素-1（interleukin-1），它被认为是一种内源性的刺激发热的致热原。

常见的来自体外的外致热原有细菌、病毒、真菌、螺旋体、疟原虫等；来自体内致热原有抗原抗体复合物、类固醇等。内生致热原（EP）来自体内的产 EP 细胞，其种类主要有白细胞介素-1（IL-1）、肿瘤坏死因子（TNF）、干扰素（IFN）、白细胞介素-6（IL-6）等。EP 作用位于下丘脑的体温调节中枢，致使正、负调节介质的产生。后者可引起调定点的改变并最终导致发热的产生。

发热是指由于身体内部原因导致体温高于正常水平的现象。由于致热原的作用使体温调定点上移导致身体产热、散热失衡而引起的调节性体温升高（超过 0.5℃），腋窝体温超过 37.4℃可定为发热。

最常见的发热是感染所致的体温升高（包括各种细菌感染、病毒感染、支原体感染等），其次是结缔组织病（即胶原病）、恶性肿瘤等出现的体温升高。不明原因发热（FUO）的病因诊断是一个世界性难题，有近 10%的 FUO 病例始终不能明确病因。

发热实际上是体内抵抗感染的机制之一，对人体有利也有害。其利表现在发热可缩短疾病时间、增强抗生素的效果、使感染较不具传染性。这些能力应可以抵消发热时所经历的不适。发热时人体免疫功能明显增强，这有利于清除病原体和促进疾病的痊愈。发热时体温升高，升高的体温不是很多病原体生长的最适温度。病原体降低了其生长速度，也就减少了机体面对的病原体数量。同时，发热引起的高温还会使病毒的酶或毒素失活，发热也加快体内化学反应速度来提高免疫反应水平。免疫系统加快攻击病原体，也就缩短感染的过程。从主观上来说，发热会使病人觉得浑身无力，在这种情况下，病人很可能会去休息，防止机体受到进一步损害，同时也积攒了更多的体能来对付感染。

　　体温不太高时不必用退热药。但既然出现发热，就要尽可能减少不适感，在多饮水、保证排尿排便等的同时，保持体温在 37.5～38.5℃，促进免疫系统增强。千万不要将体温降至过低。在孩子发热期间，要认真为孩子测量体温，密切监测体温的高低及其变化，出现高热时（超过 38.5℃）再给予退热药物。同时仔细观察孩子的脸色是否苍白，呼吸是否增快，有无恶心、呕吐、腹泻，有无神志的改变，以及有无惊厥的发生。若出现上述情况，就要立即送到医院诊治。

　　发热当然也会损害人体健康，如体温超过 40℃（小儿超过 39℃）则可能引起昏迷，甚至导致严重的后遗症，故应及时应用退热药及镇静药（特别是小儿患者）。具体来讲，高热持续过久，会造成人体内各器官、组织的调节功能失常。高热会使大脑皮层处于过度兴奋或高度抑制状态，其中婴幼儿表现更为突出。大脑皮层过度兴奋导致患者烦躁不安、头痛甚至惊厥；大脑皮层高度抑制表现为谵语、昏睡、昏迷等。持续高热也影响人体消化功能，使胃肠道运动缓慢，病人可有食欲不振、腹胀、便秘，或者胃肠道运动增强，表现为腹泻甚至脱水。高热不退使人体食入的各种营养物质的代谢增强、增快，加大了机体对氧的消耗，加重人体内器官的"工作量"，最终导致人体防御疾病的能力下降，增加了继发其他感染的危险。用冷敷帮助高热病人降低体温，尤其是头部的体温，对保护病人神经系统的功能十分重要。

（二）疼痛

疼痛是一种复杂的生理心理活动，是临床上最常见的症状之一。它包括伤害性刺激作用于机体所引起的痛感觉，以及机体对伤害性刺激的痛反应。躯体运动性反应和（或）内脏植物性反应，常伴随有强烈的情绪色彩。身体可承受的最低疼痛体验称为痛阈，痛阈的高低因年龄、性别、职业、不同个体及测定部位的不同而不同。疼痛是一种个人的主观感受。这种主观感受受到文化背景、对疼痛的了解及注意程度以及其他各种心理变量的影响。我们常常听到这样的例子：战士在激烈的战场上身体某个部位受伤而自己却浑然不觉，而战斗结束后才感到了疼痛。由此可见，大脑对其他事物的紧张程度、对伤口本身的注意程度在相当大的程度上影响了主观对疼痛的感觉。

没有任何一种神经生理学或神经化学的变化，可以作为判断疼痛有无或强弱的特异指征。疼痛的诊断在很大程度上依靠患者的主诉。在美国，医生对疼痛严重程度的判断和测量包括听取病人的口头陈述，让病人对自己的疼痛轻重程度评分（numeric self-rating scales），询问和进行行为观察评价

（behavioral observation scales）及测试病人的生理反应。例如，对一个患有肩关节疼痛的病人，医生会先询问你的病史及现在的症状，然后问："如果把疼痛的程度由轻到重从 1～10 划分，你认为自己疼痛的程度是几？"在行为观察评价方面，可能会问你或让你填表回答问题，如：能否自己用患有肩痛的胳膊梳头、淋浴时能否用双手持毛巾擦后背等一系列问题，最后则做一系列的体格检查，包括测试生理反应，检查患有肩痛的胳膊是否能做上举、平伸、触及后背等动作。至此，医生对肩痛的原因、具体部位已大致明了，根据自己的初步诊断再做血液、X 射线或磁共振等进一步检查。最后，根据结果做出最后的诊断和治疗方案。

　　疼痛通常由伤害性刺激引起、是伴有不愉快情绪体验的一种感觉。导致组织损伤的伤害性刺激包括刀割、棒击等机械性刺激，电流、高温和强酸、强碱等物理化学因素，组织细胞发炎或损伤时释入细胞外液中的钾离子、5-羟色胺、乙酰胆碱、缓激肽、组胺等生物活性物质。受损局部前列腺素极大地加强这些物理、化学性伤害性刺激的致痛作用，而能抑制前列腺素合成的药物，如阿司匹林则具有止痛作用。

　　内脏疾病刺激由内脏感受器接收，由交感神经纤维传入，经交感总干交通支进入脊神经后根及脊髓后角感觉细胞、相应该节段的皮肤出现疼痛，亦即疼痛部位不在痛源处而在距离真实痛源相当远的体表区域，这种疼痛称为牵涉痛，如心绞痛的疼痛常放散到左肩、臂和腕。截肢患者，甚至先天缺肢畸形的患者仍可感到自己不复存在的或根本未曾有过的肢体的疼痛，这称为幻肢痛。极度抑郁的人以及某些精神分裂症或癫痫症患者的疼痛可能是其幻觉症状之一。皮肤和有关组织中分化程度最低的游离神经末梢，作为伤害性感受器，将各种能量形式的伤害性刺激转换成一定编码形式的神经冲动，沿着慢传导的直径较细的有髓鞘和最细的无髓鞘传入神经纤维，经背根神经节传到脊髓后角或三叉神经脊束核中的有关神经元，再经由对侧的腹外侧索传至较高级的疼痛中枢——丘脑、其他脑区以及大脑皮质，引起疼痛的感觉和反应。与此同时，快传导的直径较粗的传入神经纤维所传导的触、压等非痛信息已先期到达中枢神经系统的有关脑区，并与细纤维传导的痛信息发生相互作用。

　　1965年麦尔扎克提出闸门控制学说，认为脊髓后角胶状质中的某些神经细胞对痛信息的传递具有闸门作用，控制痛信息的向中传递，受外周神经粗、细传入纤维活动和高级中枢下行控制作用影响。粗、细纤维传入活动的力量对比，制约闸门的启闭：细纤维的传入冲动使闸门开放，将痛信息上传；粗纤维的传入冲动使闸门关闭，中断痛信息的传递，同时激活脑部高级中枢，通过下行控制系统控制闸门的活动。因而，任何使细纤维活动增强和（或）粗纤维活动减弱的因素均可招致疼痛。1970年科学家进一步发现轻度电刺激中脑导水管周围灰质或向该处注射微量吗啡，可引起极明显的镇痛效果，据此提出内源性疼痛抑制系统的概念。接着又发现导水管周围灰质中的神经细胞含有丰富的脑啡肽受体，其周围存在大量的脑啡肽。内源性脑啡肽以及外源性吗啡所以具有强大的镇痛作用，其原因即在于这些物质能与神经细胞上的阿片受体结合。5-羟色胺等神经递质及其相应的受体也参与内源性疼痛抑制系统。

　　从理论上说，任何减弱细纤维传入和（或）加强粗纤维传入的措施均有助于治疗或缓解疼痛。除用传统的局麻药封闭或阻断传入通路的细纤维活动外，推拿、按摩、热疗、电疗等物理疗法也可缓解疼痛。针灸和轻度电刺激神经等疗法，在疼痛特别是慢性痛治疗上已被广泛应用。药物治疗中，除能抑制前列腺素合成的非麻醉性镇痛药（如阿司匹林）和与阿片受体结合的麻醉性镇痛药（如吗啡）等常用于止痛外，一些非固醇类抗炎药也已开始应用。参与下行抑制通路的 5-羟色胺、去甲肾上腺素以及某些多肽等的发现，也为疼痛控制提供了新的应用前景。基于心理因素在疼痛产生与防治上的影响，安慰剂、催眠、暗示、松弛训练和生物反馈等加强正性情绪活动等心理疗法，以及其他增强信心和减轻恐惧的任何药物或处理，均有助于缓解或减轻疼痛。甚至分娩的喜悦、注意力的集中、激烈的战斗，以及某些特殊的仪式，均可在一定程度上缓解疼痛的感觉和痛苦。在一些不得已的情况下采用的永久性破坏或中断疼痛上行解剖通路的外科手术疗法，很难达到长时间缓解疼痛的目的。外科医生因而逐渐倾向于非损伤治疗，用仪器对内源性疼痛抑制系统的有关部位（如粗纤维在其中上行的脊髓后索）进行电刺激。这种刺激疗法可产生令人鼓舞的效果。

七、

炎症与肿瘤
Inflammation and Tumor

炎症即人们所说的"发炎",是机体具有血管系统的活体组织对损伤因子所发生的局部防御反应,表现为红、肿、热、痛。肿瘤是身体部分细胞不受控制的增生,集结成为肿块,其细胞形态和组织结构与其发源的正常组织有不同程度的差异,良性肿瘤细胞的异型性不明显,一般与其来源组织相似,恶性肿瘤常具有明显的异型性。恶性肿瘤尚无根治良策,人们常需带瘤生存。

(一)炎症

炎症或发炎在我们日常生活中太常见了:小到身体的某个部位长了疖子,大到气管炎、肺炎、阑尾炎。发炎在医学上叫"炎症",是机体对致炎因子的损伤所产生的一种以防御反应为主的基本病理过程,是极为常见而又十分重要的一种病理过程。

炎症可以是由感染引起的感染性炎症,也可以不是由于感染引起的非感染性炎症。由生物病原体引起的炎症称为感染性炎症,如细菌、病毒、立克次体、支原体、真菌、螺旋体和寄生虫等生物性因子为感染性炎症最常见的原因。高温、低温、放射性物质及紫外线等和机械损伤等物理性因子，强酸、强碱及松节油、芥子气等外源性化学物质和坏死组织的分解产物、某些病理条件下堆积于体内的代谢产物等内源性毒性物质，金属、木材碎屑、尘埃颗粒、手术缝线等进入人体的异物，均可不同程度地引起非感染性（无菌性）炎症。机体免疫反应状态不适当或过度的免疫反应可致变态反应性炎症。

任何能够引起组织损伤的因素统称为致炎因子。致炎因子的作用机制、能否引起炎症以及炎症反应的强弱，一方面与致炎因子的性质、数量、强度和作用时间等有关，另一方面还与机体的防御功能状态以及对致炎因子的敏感性有密切关系。

炎症的主要表现为局部组织发生变质（变性、坏死）、渗出（血管反应、液体和细胞渗出）和增生改变，临床上有红、肿、热、痛和功能障碍，而全身则常伴有不同程度的发热、白细胞增多、代谢增强等。

炎症局部组织所发生的变性和坏死称为变质（alteration）。它既可发生在实质细胞，也可见于间质细胞。实质细胞指的是一个器官内，承担该器官功能的细胞，如肝脏细胞为实质细胞；间质细胞是辅助实质细胞完成器官功能的细胞，如肝小叶间的纤维细胞就是间质细胞，起支持作用。实质细胞发生的变质常表现为细胞水肿、脂肪变性、细胞凝固性坏死及液化性坏死等。间质发生的变质常表现为黏液样变性，结缔组织玻璃样变性及纤维样坏死等。

炎症局部组织血管内的液体和细胞成分通过血管壁进入组织间质、体腔、黏膜表面和体表的过程称为渗出（exudation）。

所渗出的渗出物或渗出液内含有较高的蛋白质和较多的细胞成分以及它们的崩解产物，在炎症反应中具有重要的防御作用，对消除病原因子和有害物质起着积极作用。

炎症局部细胞的再生和增殖称为增生（proliferation），是一种重要的防御反应，具有限制炎症的扩散和弥漫，使受损组织得以再生修复的作用。炎症初期，增生的巨噬细胞具有吞噬病原体和清除组织崩解产物的作用；炎症后期，增生的成纤维细胞和血管内皮细胞共同构成肉芽组织，有助于炎症局限化和最后形成瘢痕组织而修复。但过度的组织增生又对机体不利，使原有的实质细胞遭受损害而影响器官功能。

炎症过程中，以血管系统为中心的一系列局部反应局限并消除损伤因子，同时也促进受损组织的愈合。液体的渗出可稀释毒素，吞噬搬运坏死组织以利于再生和修复，使致病因子局限在炎症部位而不蔓延全身。同时通过实质和间质细胞的再生使受损的组织得以修复和愈合。

任何炎症的局部都有变质、渗出和增生三种改变，这三者既有区别，又互相联系、互相影响，组成一个复杂的炎症过程，既有致炎因子对机体的损伤作用，同时又有机体的抗损伤反应。损伤与抗损伤反应的对立统一贯穿于炎症过程的始终，而且往往以抗损伤反应为主，故炎症本质上是一种以防御为主的病理过程。炎症过程中的变质属于损伤性改变，而渗出和增生属于抗损伤反应，但这种区分不是绝对的，在一定条件下，损伤能促使抗损伤过程的出现，损伤和抗损伤过程可以互相转化。变质虽属损伤性改变，但变质过程中的坏死崩解产物又可促使渗出和增生等抗损伤反应的出现；渗出虽属抗损伤反应，但渗出反应如果过分剧烈，渗出的液体或纤维素过多，则可引起器官组织的功能障碍。增生改变，特别是成纤维细胞和血管内皮细胞的增生，可形成肉芽组织参与炎症的修复过程，但若增生过度，则形成大量瘢痕而影响器官的正常结构和功能。

通常情况下，炎症对机体是有益的，是人体的自动防御反应，是以防御为主的天然的局部反应。可以设想，如果没有炎症反应，细菌感染将难以控制，损伤将永远不能愈合。炎症时局部发生的一系列变化，有利于局限、消灭致炎因子和清除坏死组织，促进局部修复。在多数情况下，由于机体抵抗力较强或经过适当的治疗，病原微生物被消灭，炎区坏死组织及渗出物被溶解吸收，通过周围健康细胞的再生修复，最后完全恢复其正常的结构和功能，达到痊愈。

但是，并不是所有炎症对机体都是有利的，有时也会给机体带来危害。比如某些炎症又是一些疾病的发病基础，脑心等特殊部位或器官发生的炎症可造成严重后果，严重剧烈的变态反应炎症甚至可以威胁生命。有些炎症发生时，机体抵抗力低下或治疗不彻底，致炎因子持续或反复作用于机体，则炎症迁延不愈，急性炎症转化为慢性炎症。少数情况下，由于机体抵抗力低下，病原微生物数量大、毒力强，以致不能有效地控制感染时，病原体即可在局部大量繁殖，向周围组织蔓延扩散或经淋巴道、血道扩散而引起菌血症、毒血症、败血症或脓毒血症等严重后果。

总之，炎症虽然是一种以防御为主的病理过程，但也可给机体带来损害和痛苦，甚至威胁病人的生命。因此，既要积极预防炎症性疾病的发生和发展，又要运用病理学知识，正确认识和区别损伤与抗损伤反应及其转化规律，听从医务人员的医嘱及医疗措施，增强机体的防御功能，消除致炎因子，减少组织损伤，促进病变痊愈。

（二）肿瘤

肿瘤指细胞的异常病变，身体部分细胞有了不受控制的增生，集结成为肿块。肿瘤有良性肿瘤和恶性肿瘤之分。良性肿瘤生长速度缓慢，表面较光滑，不侵入邻近的正常组织内，瘤体周围常形成包膜，与正常组织分界明显。除非长在要害部位，良性肿瘤一般不会致命，大多数可被完全切除，很少有复发。细胞增殖、组织形成和器官发育受到严格的遗传控制，并表现特定的时（间）空（间）局限性，称为"接触抑制"。当细胞发生癌变时，细胞增殖便失去控制，于是细胞就不受限制地分裂下去，导致细胞癌变。一个癌细胞不断增殖就形成癌组织，分布于不同器官，如肝癌、肺癌、胰腺癌等。某个组织产生的癌细胞还能随血流转移到其他组织，就是我们常说的"肿瘤转移"。

癌症是我们最常见的恶性肿瘤。恶性肿瘤分为上皮源性（来自上皮组织）的"癌"，如鳞状细胞癌，和间质源性的"肉瘤"。肿瘤细胞与正常细胞相比，有结构、功能和代谢的异常，它们具有超过正常的增生能力。人类肿瘤病因中 80%～90%与环境因素有关，化学致癌因素是癌症的主要病因，目前已知有一千多种化学物质可以致癌，与工业生产有密切关系。化学致癌物质的作用，一般都要有一定的剂量和作用时间。环境中存在的致癌物质，大多要在体内代谢转化使之活化，才有直接的致癌作用。有致癌作用的物理因素有电离辐射、紫外线等。慢性机械性和炎症性非特异性刺激，可刺激细胞增生，少数可发生癌变。近代已确认，肿瘤的发生与病毒有关。动物的自发性肿瘤，已证明有三十多种为病毒引起，人类的伯基特（Burkitt）淋巴瘤、白血病、鼻咽癌、宫颈癌等也与病毒有关，但也有人认为，肿瘤患者的病毒感染，可能是一种伴随现象，而非致癌因素。

机体的遗传因素、免疫因素、激素因素、种族因素、性别和年龄因素等机体的内在因素也在不同程度上参与了肿瘤的发生，而内外环境因素的相互作用决定着肿瘤的发生发展。肿瘤的发生是细胞生长异常、分化失控的结果，目前关于癌变的机制主要有基因突变学说、基因表达失调学说、癌基因学说等。

肿瘤的病因和发病机制至今尚未完全阐明。同一类的肿瘤可由不同的因素或几种因素共同作用而引起，而同一致癌因素，可通过不同途径引起不同的肿瘤。恶性肿瘤的发生，除外因的作用外，机体内在因素也起着重要的作用。人在同一环境接受同样致癌因素的作用，并非人人都患恶性肿瘤。

癌症作为一个世纪难题，已成为威胁人类健康的第一杀手，怎样征服癌症已成为全人类共同面临的重要课题。科学家研究发现：在众多癌症患者中，有 3‰的癌症病人不经过任何治疗居然自己康复了。人身体内有一个自愈系统，它是一个与血液循环、免疫系统、消化系统、骨髓造血干细胞功能密切相关的系统。自愈系统能修复被癌细胞、恶质病变细胞彻底摧毁的细胞，提高癌症患者的自愈力，从而使癌症病人康复。 2013 年初，全世界的媒体都在传颂着一个令人兴奋的消息：一位英国母亲被诊断患有小细胞肺癌，当时医生说她还有 18 个月寿命。得知消息后，她决定用全部积蓄与家人快乐旅行，以便给两个女儿留下珍贵记忆。出乎意料的是，就在她享受人生之际，体内的肿瘤竟然萎缩到找不到了。这位母亲 2009 年 34 岁时忽然咳嗽不止。她本以为这是自己每天吸 10 根烟所致，就医后才得知患上小细胞肺癌，已到晚期。小细胞肺癌与患者吸烟关系密切，约占肺癌的 20%，恶性程度高，转移早而广泛，对化疗、放疗敏感，初期治疗缓解率高，但极易发生继发性耐药且容易复发。医生告诉这位母亲，这种癌症的致死率达 94%，依照她当时的情况，已经来不及手术治疗，只能化疗。得知自己还有 18 个月寿命，这位 34 岁的母亲陷入哀痛，但并未就此消沉。她策划自己的葬礼，给时年 13 岁和 8 岁的两个女儿写下临终遗言。之后一家人前往保加利亚、土耳其和西班牙兰萨罗特岛旅行，全程住豪华别墅，吃大餐，尽情享受生活的乐趣。尽管医生认为其病治愈无望，但旅行归来时，她已经活过了 18 个月。之后，她每 3 个月体检一次。在确诊 3 年后的一次活组织检查后，医生告诉这位母亲，她体内的肿瘤竟然找不到了。如此看来，乐观母亲的所作所为成功地激活了她体内的癌自愈系统，使肿瘤奇迹般地消失。

　　科学家们认为，激活和利用人体内自愈系统的"正能量"将使癌症患者的治愈、带瘤生存和传统治疗效果倍增。 同时，它还是改善晚期患者生存质量、延长患者带瘤生存年限的关键。在地面治疗癌症达不到目的的情况下，科学家们利用返回式卫星与飞船，从 1999～2006 年先后 9 次将具有抗癌功效的 α 溶血链球菌，连续搭载"神舟"系列飞船及返回式科学与技术实验卫星、"实践八号"育种卫星上天，利用太空强磁场、重粒子、强辐射等地面不可能具备的条件，进行诱变育种。每次太空搭载后，原菌株抗肿瘤功效都提高 3～5 倍，并产生了新的代谢产物自愈原生因子，可修复肿瘤患者自愈系统。抗肿瘤菌株经太空诱变产生了新的代谢物"自愈原生因子"抑制癌细胞的 DNA 和 RNA 的合成，阻断癌细胞的营养供给，从而有效杀灭癌细胞。"自愈原生因子"还可直接作用于人体的免疫源头，诱导对人体自愈系统起核心作用的骨髓造血干细胞高度分化，释放身体所需的各种血细胞、免疫细胞、肿瘤杀伤细胞，促进人体所需的各类细胞达到正常和平衡，修复"自愈系统"。

科学家们将此菌种地面培育后，生产出我国首例太空抗肿瘤药"神舟三号"。从而为肿瘤患者创造了更多的生存机会。在第四军医大学、上海第一人民医院、华西医科大学等多家权威医院进行Ⅲ期临床试验的结果显示："神舟三号"对各类恶性肿瘤、白细胞减少性疾病有效率、总抑瘤率、延长晚期癌症病人带瘤生存期都大幅度提高。

肿瘤防治工作的一条重要原则是早期发现、早期诊断和早期治疗，其中正确认识和识别癌前期病变、原位癌和早期浸润癌，对某些肿瘤的预防和治疗有非常重要的意义。手术治疗、放射性治疗（简称放疗）和化学药物治疗（简称化疗）是治疗肿瘤的 3 种传统治疗方法，都难以解决肿瘤的转移复发问题。放疗和化疗都是采取让正常细胞与癌细胞"同归于尽"的策略。由于癌细胞与正常细胞相比毕竟是少数，而且癌组织血管丛生，血流充沛，犹如"贪婪"的"饿狼"，不断与正常细胞"抢食"而"疯长"，因而更易吸收药物而优先死亡。

生物靶向疗法是利用具有一定特异性的载体，将药物或其他杀伤肿瘤细胞的活性物质选择性地运送到肿瘤部位，把治疗作用或药物效应尽量限定在特定的靶细胞、组织或器官内，而不影响正常细胞、组织或器官的功能，从而达到提高疗效、减少毒副作用的一种方法。生物靶向疗法的最大好处就在于这些生物制剂可针对肿瘤代谢的特殊环节，具有很高的靶向性，因此针对性强，效果显著，在杀伤癌细胞时基本上不损伤正常组织，被认为是未来癌症治疗中最具前景的治疗技术。

肿瘤的形成与发展是一个长期缓慢的过程，受多个因素共同作用，并经历多个阶段。肿瘤其实是一种像高血压、糖尿病等慢性疾病一样的长期慢性疾病，可通过长期治疗，最大限度提高患者自身抵抗力，使肿瘤与机体"和平共处"，终生"带瘤生存"。 肿瘤治疗理念现已发生了翻天覆地的变化，传统的致力于将所有肿瘤消灭根治的治疗观点已不适用，现代的理念是，通过提高患者机体免疫力，从根本上抵制肿瘤细胞，达到延长生命时间、提高生命质量的目的。

恶性肿瘤（癌症）的产生是由于基因表达出了问题。所谓基因表达就是合成出特定的蛋白质（如蛋白激酶），它们又反过来促进细胞的癌变。每个人的基因种类及数目都是基本相同的，但各个基因在不同人体内的表达状况却有所差异，这就是为什么有的人会患癌症，而有的人却不患癌症的缘故。当然，决定是否患癌症以及患癌症后能否自愈的因素还有体内免疫系统识别并清除癌细胞的能力。

肿瘤的发生主要是肿瘤基因受环境因素影响的结果。肿瘤基因表达是"内因"，环境因素诱导是"外因"，外因通过内因而起作用。首先是病毒转化。致癌病毒古已有之，因此从古到今都有癌症病人。已经证实的肿瘤病毒包括：导致鼻咽癌的 EB

（Epstein-Barr）病毒；导致肝癌的乙型肝炎病毒（HBV）、导致宫颈癌的人乳头瘤病毒（HPV）等。肿瘤病毒致癌的机制是影响基因表达，它们会让某些应该低表达的基因高表达，或者让某些应该高表达的基因低表达。因此，肿瘤发生原因之一是病毒干扰了正常细胞基因表达的结果，通过接种相应的疫苗防止肿瘤病毒感染是抗癌的重要措施之一。

　　肿瘤发生的第二个原因是基因突变。多年前人们就发现，人体内存在跟病毒癌基因相似的细胞癌基因，后来发现所谓癌基因都是由正常基因突变而成的。引起基因突变的既有物理因素（如辐射），也有化学因素（如毒素）。有人说，居住在穷乡僻壤的农民从未受到城市环境污染的毒害，为什么也会得癌症呢？这要看患者是否吸烟、酗酒，因为吸烟可致肺癌，酗酒可致肝癌，甚至吃了霉变的黄豆（含黄曲霉素）也会得癌。

　　脱氧核糖核酸（deoxyribonucleicacid，DNA）即我们通常说的DNA，是一种可组成遗传指令分子，以引导生物发育与生命功能运作的物质。表观遗传（epigenetics）是遗传学方面的词汇，指DNA序列不发生变化，但基因表达却发生了可遗传的改变。最新研究发现，癌症具有表观遗传的特性，即基因本身不变但表达模式发生了变化，因而纠正了过去认为肿瘤形成必有基因变异的成见，取而代之的新观点是只要环境因素影响肿瘤基因表达就能致癌。人体内既有癌基因，又有抑癌基因。研究发现，某些农药可以对癌基因进行去甲基化修饰，使之形成肿瘤细胞。还有一些化学试剂可以使抑癌基因发生甲基化而失活，导致人体不能正常清除肿瘤细胞而患癌症。

　　癌症能不能遗传，要看癌症属于何种突变类型，一种叫种系突变（germ line mutation），如视网膜瘤是基因缺陷引起的，本身就是一种遗传病，父母当然可以把缺陷基因遗传给子女，但子女不一定发病，除非父母双方都存在相同的遗传缺陷；另一种叫体细胞突变（somatic mutation），也就是父母的身体细胞而不是生殖细胞发生的基因突变，如受强烈紫外辐射诱发的皮肤癌，父母的皮肤癌细胞是不会传给子女的。不过，家族中肿瘤的易感性遗传倾向却是与生俱来的。也就是说，父母易患肿瘤，子女患肿瘤的概率将会大大增加。

　　基因诊断又称 DNA 诊断或分子诊断，通过分子生物学和分子遗传学的技术，直接检测出分子结构水平和表达水平是否异常，根据对各种肿瘤的生物学特性的判断来对疾病做出判断。基因诊断的方法敏感度高，而且在 1 小时内就能得出结果。美国医生常常感叹美国前总统杰斐逊曾因出现血尿，在膀胱内发现新生物，但经组织活检，诊断为良性息肉，遂做姑息治疗而愈。但是几年后发现膀胱癌，终因治疗无效而死。后来医生们取出当年的标本进行癌基因检查，发现当年的膀胱息肉组织中一种抑癌基因有突变。如果当年就能进行基因检查，就可避免以后膀胱癌的发生。

　　目前基因诊断已扩大到疾病易感性基因的检查。有些基因改变本身并不致病，但这些基因改变的个体易受某些环境因素的作用而得某种疾病，例如现在发现染色体上的 *BCR1* 基因发生突变的女性易患乳腺癌，据此可筛选出乳腺癌易感人群，加强预防。

八、

缺氧与休克
Hypoxia and Shock

缺氧即低氧或乏氧，指任何一种生理性氧量不足或组织需氧量不足，是疾病的常见病理过程，危害机体组织器官特别是脑的功能，但重复缺氧可使机体组织器官产生适应。休克是由于多种疾病或创伤等导致的全身脏器组织中的微循环灌注不足、组织缺氧，代谢紊乱和全身各系统的功能障碍，是需要紧急处理的突发事件。

（一）缺氧

人和动物只能在地球表面生存、呼吸一个大气压的空气，而在高原、深水、南北极、航天、潜海等特殊环境以及二氧化碳、一氧化碳、麻醉气体、离心力、失重、辐射等非寻常环境中都有低氧威胁。临床伴有缺氧的患者，乃至飞行员、航天员呼吸 100% 纯氧时，由于氧被不断吸收导致肺泡萎缩，可招致缺氧；甚至呼吸高压氧时，由于重力作用导致肺不张也有遭遇缺氧的风险。

氧作为人类以及地球上绝大多数生物生存所必需的元素，

参与物质和能量代谢，是人体生命活动及新陈代谢须臾不可或缺的物质。但是人们日常生活中低氧却是常见的，人体内部的正常生理环境就即是一种低氧环境；在心、肝、肾内的氧浓度为 4%～14%，脑内的氧浓度为 0.5%～7%。缺氧更是临床各种疾病中极为常见的一种病理过程，是机体死亡的基本环节。环境氧供应和机体氧摄取、运输、利用任一环节出现故障，均可导致缺氧。临床上常见的有低氧性、血液性、循环性和组织性缺氧等类型。组织细胞氧供应不足或氧利用障碍时，机体的器官组织特别是神经系统发生代谢、功能和结构障碍。低氧代谢通路与多种疾病如心血管疾病，肿瘤的发生发展密切相关。

　　低氧适应研究的历史很长，已经积累了很丰富的资料，但大多是在器官系统水平上研究低氧适应。但器官系统水平的适应变化同机体的适应耐受能力之间并不存在严格的依赖关系，不能完满地阐释低氧适应为什么能使机体对低氧损害产生高度的耐受性，这被当时的权威学者 Haldane 视为 "一种用理化头脑所难以理解的生物学现象"，从而使我们意识到，从组织细胞乃至分子基因水平研究低氧适应的重要性和迫切性。1963 年我们发表《缺氧适应的组织机制》，认为那种 "用理化头脑所难以理解的生物学现象"，实际是低氧适应导致的一种"获得性耐受"。1986 年 Murry 等报道心脏重复缺血后心脏耐缺血损伤，提出的概念 "缺血预适应（ischemic preconditioning，IPC）"，就是低氧预适应（hypoxic preconditioning，HPC）。我们自己随后的一系列实验观察以及国内外其他实验室的工作都陆续证实，现在人们所说的低氧预适应就是机体组织细胞对低氧的适应或耐受。

整体型低氧预适应动物模型研究发现，重复缺氧动物对缺氧的耐受能力逐次显著增强，第 5 次缺氧的耐受时间为第 1 次缺氧的 8 倍，低氧环境中和氰化钾注射后的生存时间分别比对照动物长 10 和 4 倍；重复缺氧动物脑匀浆提取液对正常动物、培养 PC12 细胞、皮层突触体等在体和离体制备具有显著的保护作用；其血清对离体和在体癌细胞的生长和增殖具有非常显著的抑制效应。

重复缺氧动物耐低氧能力逐次显著递增的同时，体温、氧耗、线粒体氧化磷酸化、主动运动、反射、呼吸、心电、脑电等逐次显著递降，但脑的微构造和 ATP 水平保持稳定、学习记忆能力不仅不降低反而显著增强；动物脑组织中的氧自由基、钙离子、兴奋性氨基酸等不利于脑的神经化学成分下调，过氧化物歧化酶、腺苷、抑制性氨基酸、缺氧诱导因子等有益于脑的神经化学成分上调；并同时表达抗缺氧基因、生成抗缺氧因子。首次揭示，低氧预适应/低氧组织适应是在重复缺氧、触发氧感受-信号转导体系、诱发缺氧诱导基因表达的基础上，启动细胞节能、脑可塑性和抗缺氧因子生成等系列级联反应。

低氧组织适应或缺氧预适应的实质，是适度重复低氧激发机体组织细胞内源性细胞保护潜能的一种生物学策略：通过重复低氧/缺血暴露，激活颈动脉体、主动脉体以及其他器官组织的特异性氧感受器/信号转导通路，调节 HIF-1α 合成，再以 HIF-1α 为核心，以组织特异的方式影响 HIF-1α 的有关靶基因、表达抗缺氧相关基因（AHG）、生成抗缺氧因子（AHF），启动组织细胞节能和脑保护程序等一系列进化上可塑和保守的级联反应，借以维系机体各器官组织特别是中枢神经系统的生命活动。

（二）休克

现代人的生活中遇到突发事件是不可避免的，如地震海啸、车祸、火灾水灾、恐怖袭击，等等。而休克则是人体本身遇到的突发事件。在医学术语中，休克指的是由各种原因引起的急性循环功能障碍，使组织血液灌流量严重不足，发生进行性低氧血症，导致各重要器官功能、代谢严重障碍的全身性病理过程。在马路上，有时会看见路人忽然倒地，旁人会叫道："有人休克了！"休克有哪些表现呢？休克的主要临床表现有血压降低、面色苍白、脉搏微弱、尿量减少、皮肤湿冷、静脉塌陷、表情淡漠、反应迟钝，甚至昏迷。说休克是人体的突发事件，是因为其发病急、病情常迅速恶化，如不及时抢救，组织器官将发生不可逆性损害而危及生命。

动脉收缩压下降至 10.64kPa（80mmHg）以下，原有高血压者下降 20%以上，脉压<4kPa，并有组织低灌注表现者即可诊断为休克。低血压程度常与休克程度相关。休克的发生、发展演变过程是以循环系统功能的急剧变化，微循环障碍为基础。微循环是指微动脉和微静脉之间的血液循环，是血液与组织细胞进行物质交换的场所。尽管休克的发生原因不同，机体对休克反应基本一致。休克是一急性的综合征。在这种状态下，全身有效血流量减少，微循环出现障碍，导致重要的生命器官缺血缺氧，即是身体器官需氧量与得氧量失调。休克不但在战场上，同时也是内外妇儿科常见的急性危重病症。　休克代偿期Ⅰ期（休克早期）休克刚开始时，由于交感-肾上腺髓质系

统强烈兴奋，皮肤、内脏血管收缩明显，对整体有一定代偿作用，可减轻血压下降（但严重大出血可引起血压明显下降），心、脑血流量能维持正常。患者开始出现皮肤苍白、四肢发冷、心跳呼吸加快、尿量减少等症状。如果在休克早期能够及时诊断、治疗，休克很快就会好转，但如果不能及时有效治疗，休克会进一步发展，进入休克期。根据血流动力学和微循环变化的规律，一般可将休克过程分为三期，即微循环缺血期、微循环淤血期和微循环衰竭期，又分别称为休克早期、休克中期和休克晚期。正确掌握休克的发展规律对防治休克十分有益。

九、

医治与养生
Medical Treatment and Health Care

中西医学为解除病痛消除疾病，用药物手术等进行医治活动，干预或改变了特定的生命状态。中医的养生理论与技术基本概括了几千年来医药、饮食、宗教、民俗、武术等文化，兼析生命的奥秘。

（一）医治

随着科学技术的进步与对生命及疾病本质认识的深入，19世纪以来医学所掌握的治疗手段有了巨大的进步。古代医学中的药物治疗与手法已经形成了两个十分庞大的学科群，即内科学作为基础的药物治疗为主的学科群，与外科学作为基础的手术治疗的学科群。此外，还出现了物理治疗、放射治疗、核医学、心理治疗、体育治疗、生物反馈，器官移植、医学工程等新的治疗手段，而且新的疗法还在不断涌现。但就其临床选用各种疗法的目的而言，不外乎3种情况：①病因治疗。又称特效疗法，即治疗目的是消除病因，常可达到根治的目的，被视为较理想的治疗，如用氯霉素治疗伤寒病人和手术矫正畸形等。②对症治疗。治疗的目的不在于消除病因，而在于解除某些症状，或称姑息疗法。应当说许多疾病在病因未被认识时，所采取的治疗措施都属于对症治疗的范围，如古代医学所采用的导泻、止痛药物及拔火罐、按摩手法治疗等。在现代医学中，虽然有时病因不明，或虽已知但无法消除，或症状本身构成对生命的威胁时，对症治疗就是必要的正确选择。前者如肿瘤的切除，后者如休克的纠正、器官移植等。③支持治疗。即治疗的目的既不是消除病因，也不针对某些症状，而是为了改善病人的一般情况，如营养、精神状态等。严格地说，一切治疗都必须以支持治疗为基础，这点容易被医务人员忽略，特别是在精神上对病人的支持。当病人的一般情况不允许接受其他治疗时，支持疗法就具有主要的意义。有时改善病人的一般情况本身就具有治疗意义，如营养不良患者的一些合并症，在改善营养状况后，往往可以自愈。

在实际工作中这 3 种治疗需要结合具体情况灵活选用或联合运用，因病、因人、因时、因地制宜，为病人谋取最大的利益。这是一个很严肃任务，有时还是很复杂的思维过程。治疗效果也是一个临床医生水平高低的主要的标志。善于运用身体自愈力自我调养的病人，则康复得更快，不仅能省去一大笔医疗费，更是在远期效果上对身体的真正负责，达到医疗的至高层次。治疗方法主要有药物治疗和手术治疗。

1. 药物治疗

人这一生不可能不吃药，但应首先明白"凡药三分毒"的道理。据国家卫生部门的统计，中国每年平均因用药失误而致死的人数多达 19 万人。药物的毒副作用早已成为当今的一个流行话题。我国最早的医学专著《内经》将药物分为大毒、常毒、小毒、无毒。当今不少的人认为中药大多数源出于天然的动植物和纯中药制剂，比化学药品的药性平和而安全，总认为不会发生药物毒性作用。其实不然，不少中药也有毒性，甚至含剧毒，如天南星、川乌、草乌、蟾酥等，也能引起过敏或毒性反应，不容忽视。据文献记载，已发现能致死的中草药就达20多种，如有大毒的专治类风湿关节炎的雷公藤，有毒的息风止痉的中药蜈蚣等。在中草药中有一些药物不仅具有毒性，甚至是剧毒，如：水银、斑蝥、红砒石、白砒石等。有的生药的毒性还是较大的，如生附子、生半夏、马前子、生草乌、马豆、生南星等。这些药物经过炮制后，虽然毒性可大为降低，但若滥用或药量过大，仍然会发生毒性作用，或出现中毒甚至死亡。所以在应用时，应严格掌握剂量。据报道，曾经有位"专家"用附子治疗风湿病，因用药量增加一倍，结果病人命丧黄泉。对中成药任意滥用同样亦会发生毒副作用。尤其是服用中成药和注射剂，不像汤药能辨证施治，更须注意。曾有报道一个女孩子长期用牛黄解毒丸治疗脸上的痤疮，结果导致肝肾衰竭。

西药多为化学合成药品，许多药物都有明显的毒副作用，由于所有的药物都要通过肝脏解毒，受害最明显的往往是肝脏。据报道：服用保泰松超过四个星期，可出现明显的黄疸，严重者还可导致肝硬化。口服对乙酰氨基酚（扑热息痛片）1.2～6.9克，可引起中毒性肝炎，若超过15克时，就会导致急性肝细胞坏死。使用抗敏药物和氯丙嗪中的部分患者在开始用药的四周内出现黄疸。链霉素能严重损害听神经，甚至致聋，其他抗生素如用量不当，也有同样毒副作用。许多药物对视力有影响，类固醇激素如可的松可引起白内障。磺胺类药物及利尿剂，可引起近视和视物模糊。抗组织胺药影响泪腺对眼的湿润作用。许多药物还可导致精神反常、"药物中毒性精神病"。阿托品类药物能引起躁动不安、口齿不清、意识障碍、幻觉幻听等精神症状，有时突然攻击假设的对象，造成自伤或他伤。激素也可引起病人情绪高涨、兴奋失眠、语言增多、容易激怒、好与人争吵或焦虑不安。

有人说："补药无害，多多益善，有病治病，无病强身。"这是误解。人参、党参、黄芪等滋补药，如果滥用乱服同样也可导致毒副作用。例如，有人本来身体健康无病，却因服用人参过量而致"人参滥用综合征"，其主要表现为高血压伴神经过敏、失眠、皮疹和腹泻，甚至出现兴奋和不安定。

"药是纸包枪，杀人不见伤"。药可祛病延年，亦可折寿。药能起死回生，亦能立时杀人。谨慎用药应成为我们生活的座右铭。现实生活中，因为经济利益的驱动等原因，很多医生重药剂治疗而轻防治。有时药物也确实可以起到"药到病除"的效果，所以也符合大多数病人的需求。因此，人们已经习惯了生病就求助于医药，而忽视对身体自愈力这个"天然神医"的利用。但是，使用药物的结果往往只是减轻了病痛的"假象"，药物（特别是内服药物）其实也必须通过身体自愈系统的调节起作用。真正无任何副作用的药物是极少见的，而身体各部分的平衡运行才是健康的终极标准。

如果说药物的副作用仅仅是干扰了人体的正常调节，那么长期使用化学药物而产生的耐药性则会使病越治越多，药越来越不好使。耐药性又称抗药性，指病原体对药物反应降低的状态。如果长期使用抗菌药物，一旦应用剂量不足，病原体就通过产生使药物失活的酶、改变膜通透性阻滞药物进入、改变靶结构或改变原有代谢过程而产生耐药性。总之，耐药性严重者，使多种抗菌药物都对其失效。

随着抗生素的应用日益广泛，细菌对一些常用药物表现出程度不同的耐药性。越是使用时间长、应用范围广的药物，耐药性就越严重，致病细菌会大量繁殖，正常菌群被破坏，容易引起二重感染。如四环素、头孢菌素、氯霉素等，可引起细菌间正常菌群平衡的破坏，出现白色念珠菌及抗葡萄球菌的繁殖，引起继发性二重感染，如鹅口疮、霉菌性阴道炎等真菌感染。

除了抗生素之外，止痛药也会造成耐药性，导致慢性成瘾。一些止痛药，病人长期服用就会产生药物依赖，药物越是高效，这种依赖就越严重，其中需要特别注意的是以曲马朵为代表的中枢性止痛药。另外，止痛药还会掩盖病情，使病情在不觉中恶化，或者引起很多过敏反应，如哮喘、荨麻疹、过敏性鼻炎等，比如阿司匹林、吲哚美辛就会可引起哮喘。近年来临床研究证明，不合理使用二类精神药品也会成瘾，因此，在使用时应该注意。

据报道，德国明斯特大学的调查表明，滥用止痛剂能引起肾脏病。明斯特大学的利宋教授说：在原联邦德国，肾脏病患者中有 2/3 是滥用药物引起的，尤其是女性，偶感头痛或身体不适便服用止痛剂，其实就埋下了祸根。他还说，长期服用止痛剂，会使体内不能制造出输送氧气所需要的足够的血红蛋白，进而便引起肾病以至肾衰竭。更为严重的是，滥用止痛药甚至会诱发某些肿瘤，会置人于死地。无论是药物的副作用，还是人体由于服药而产生的耐药性，最终都影响了机体的自我修复能力。所以尽管现在的医疗条件很好，但各种各样的病症却比以前更多、更年轻化、复杂化。

　　药品不良反应在临床医疗机构每天都可能发生，任何一种药都有可能发生不良反应。药品不良反应是药物的基本属性，不能完全消除，但可尽量避免。药物用得好，可以药到病除，并使人很快恢复健康；用得不好，不仅于病无补，还可能增添新病，甚至会夺人性命。世界卫生组织资料显示，全世界的死亡病例中，有 1/3 是由于用药不当致死。据推算，我国每年因药物不良反应住院的病人达 250 万，药源性疾病的死亡人数为主要传染病死亡人数的10倍。在我国现有的180万聋哑儿童中，有 60%以上是由于用药不合理造成的。药物不良反应，轻的称为副作用，重的则称为毒性作用，这就是药源性疾病。药疹、过敏、链霉素与庆大霉素引起的中毒性耳聋，抗肿瘤药物博来霉素引起的间质性肺炎，滥用广谱抗生素造成的假膜性肠炎，降压药肼屈嗪造成的药物性红斑狼疮等，都是药物引起的疾病。也有"用药不当"的，如因头痛感冒而自服了两片阿司匹林，引起胃肠出血不止，甚至死亡。当然，这种极端病例往往与病人的特殊体质及本身当时的健康状态、是否有消化道或其他系统的疾病有关。

　　药源性疾病的原因错综复杂，通常分成两类：一类是由药物本身或（和）其代谢物引起，是药物的固有作用增强和持续发展的结果。其特点是能够预测，发生率较高但死亡率较低。例如，退烧药非那西汀，可以引起的弥漫性肺泡炎；奎尼丁可使心律失常发生惊厥；长期服用阿司匹林可导致胃溃疡、胃出血；四环素能使幼儿牙齿发黄等。另一类是异常反应，主要由药物的异常性与病人的特异遗传素质引起，难以预测，常规的毒理学筛选不能发现，虽发生率低，但死亡率却很高。比如青霉素过敏、氯霉素造成的再生障碍性贫血、皮质激素导致的青光眼等。容易导致药源性疾病的药物种类也很多，按其发病率统计，依次为抗生素类药物，如青霉素、四环素及氯霉素等；解热镇痛类药物，以氨基比林为典型；镇静安眠类药物，以巴比妥及其衍生物为主。

科学、合理地使用药品，是减少或避免发生不良反应或药源性疾病的关键。患者应认真阅读药品说明书，掌握正确用药方法，用药后一旦出现不良反应要及时到医院就诊。要在医生的指导下选用药物，严格掌握适应证，严格掌握药品的用量、时间、用法；不随意滥用抗菌素，疗程中不随意调换药品，用药之前养成查看药品有效期、失效期、批准文号的良好习惯。注意服用方法。例如，对于口服药，应尽量站着服药，多喝几口水，服药后不要马上躺下，以便药物完全进入胃里。大多数药物应当在饭后服用，也有部分药物必须饭前空腹时服用，以利于减少或延缓食物对药物吸收的影响以及对某些药理作用的干扰。服药的途径不同，药物被人体吸收的速度也不一样。不同给药途径的药物吸收速度一般按下列顺序由快到慢：静脉注射、吸入给药、肌内注射、皮下注射、直肠或舌下给药、口服液体药剂、口服固体药剂、皮肤给药。静脉注射的药物经血液循环很快被人体吸收，而涂抹在皮肤上的药物要经过皮肤、皮下组织、静脉血管壁等层层"官卡"才能进入血液循环，因此从用药到被人体吸收的时间较长。

总之，用药时必须在医生或药师的指导下科学合理地进行。有的病人治愈心切，随意自行加大剂量，有的不加选择地使用昂贵药物，有的病人自行停药或更换其他药物而过早停药。这些都十分危险。只有遵循用药规律，才能确保用药安全有效，并使身体早日康复。

2. 手术治疗

手术是指以刀、剪、针等器械在人体局部进行的操作，是外科的主要治疗方法，俗称"开刀"。目的是医治或诊断疾病，如去除病变组织、修复损伤、移植器官、改善机体的功能和形态等。早期手术仅限于用简单的手工方法，在体表进行切、割、缝，如脓肿引流、肿物切除、外伤缝合等。故手术是一种破坏组织完整性（切开），或使完整性受到破坏的组织复原（缝合）的操作。随着外科学的发展，手术领域不断扩大，已能在人体任何部位进行。应用的器械也不断更新，如手术刀即有电刀、微波刀、超声波刀及激光刀等多种。

按手术目的分类：①诊断性手术。为明确诊断而做的手术，如活体组织检查、开腹探查术等。②根治性手术。一般指肿瘤而言，良性肿瘤完整切除即可；恶性肿瘤根治手术则要求将原发灶与相应区域淋巴结一并整块切除。③姑息性手术。目的是减轻症状，用于因条件限制而不能行根治性手术时，如晚期胃窦癌做胃空肠吻合术，以解除幽门梗阻症状，但肿瘤未能切除。

正规医院手术前要进行术前讨论，对病情与手术方案作全面考虑，做好病人和家属的解说工作，向家属做必要的交代，并签署手术同意书，使医护、病人和家属能更好地理解与配合。术前需做一般和特殊的耐受力准备：①一般准备。包括测定出血、凝血时间，并根据手术性质检查心、肺、肝、肾功能，测定血型和配血。让患者进行适应手术和术后变化的锻炼，如甲状腺手术病人训练肩下垫枕垂头位；多数病人不习惯在床上大小便，术前应予练习。根据具体手术要求进行一些准备性的操作治疗，如结肠、直肠癌手术前3日开始口服肠道抑菌药物。手术前1日理发、沐浴，更换洁净衣服，剃除手术区毛发。再次检查有无体温升高、月经来潮等情况。术前12小时禁食、术前4小时应禁止饮水，以防麻醉后呕吐，引起误吸或窒息。②特殊准备。有营养不良、高血压、糖尿病或心、肺、肝、肾功能不良的病人，应根据不同情况进行治疗，达到耐受手术标准后，方能进行手术。如糖尿病患者血糖应稳定于轻度升高状态。需要特殊准备的某些疾病，如甲状腺功能亢进症要求在甲状腺功能亢进基本控制正常后，再服用复方碘化钾溶液1～2周，以减少甲状腺的血流量，使腺体缩小变硬，利于手术。

　　从手术完毕到病人基本上恢复健康的这一段时间为手术后期，需采取各种必要的措施，减轻病人的痛苦，预防和及时处理术后并发症，使病人顺利恢复健康。术后最常见的一般反应有疼痛、发热、恶心、呕吐、呃逆等。①疼痛。麻醉作用消失后，病人开始感觉切口疼痛，24小时内最剧烈，2～3日后明显减轻，故中、大型手术后24小时内，可常规肌内注射哌替啶50mg或吗啡10mg，应安静休息、避免用力活动，以减轻疼痛。②发热。术后开始阶段为组织分解期，特点为轻度发热、不思饮食。一般在38℃以下，3～5日恢复正常。若发热持续一周以上或不断升高，应考虑并发感染。③恶心、呕吐。常见病因是麻醉反应，待麻醉药物作用消失后即可缓解。若无其他原因，不做特殊处理，但要防止误吸。若伴有严重腹胀，则可应用持续性胃肠减压。④呃逆。术后呃逆可能是神经中枢或膈肌直接受刺激所引起，可采用压迫眶上神经、短时间吸入二氧化碳、胃肠减压、给予镇静药物或针刺等。非腹部手术、全身反应小的，术后即可逐渐恢复饮食；大手术，反应较明显者，需待1～2日方可进食。腹部手术尤其是胃肠道手术后，一般需禁食2～3日，待胃肠道功能恢复后，开始逐渐从少量流食，到6～8日恢复普通饮食。禁食及进少量饮食期间，均需从静脉供给水、电解质和营养。伤口的愈合和瘢痕的出现，都是身体所做的自我修复工作。在人体康复过程中所出现的某些症状，其实是修复工作的一部分。明白了这个道理，在治疗疾病时就不要随意干扰人体的工作，医生和患者应该做的，是修缮局部，促进整个自愈系统的健康发展。

中世纪以来，外科手术有了长足的进步，但人们仍视手术为畏途，无论对医生还是患者，都是一种迫不得已的无奈选择。外科手术伴有疼痛、失血、感染三大难题。19世纪末20世纪初，突破三大难题后得到迅速发展。近十几年来发展的微创外科，深受患者欢迎，外科医生已成为最令人瞩目的医疗力量。

3. 医生提醒，下述这几种"病"基本上可以不用治疗

慢性浅表性胃炎——就是消化不良，调查显示，慢性浅表性胃炎的检出率达80%～90%。在医院，只要你接受胃镜检查，几乎无一例外会得到这么一个最轻级别的诊断：慢性浅表性胃炎。临床医师很难见到"胃、十二指肠未见异常"的正常胃镜报告。所以，有的人说，几乎大多数人都有慢性浅表性胃炎。胃镜报告中的很多慢性浅表性胃炎，只是功能性消化不良或非

溃疡性消化不良，并不是胃黏膜真的有了慢性炎症，所以不需要治疗。

心脏期前收缩（心脏早搏）——心脏在正常跳动时，如果提前出现一些跳动，就像是演奏舞曲节奏乱了点，这种情况被称为期前收缩（早搏），没症状不用治疗。早搏本身不是病，多是心脏其他问题的伴随症状。如果早搏是体检查出来的，患者没有任何感觉，也不影响日常生活，这种情况不用治。如果早搏症状明显，影响了日常生活，可以在医生的指导下用抗心律失常药对症治疗。

乳腺增生——一次体检下来，十个女性八个有乳腺问题，为乳腺增生。不少女性赶紧跑去问医生乳腺增生会不会癌变、要吃什么药才能"消灭"增生。其实大部分乳腺增生患者根本不用治疗。有些乳腺增生属于正常的生理现象。最典型的莫过于经期引起的乳腺增生，女性月经前乳房会特别不舒服，感觉胀胀的还有点痛，过后胀痛就突然消失了。乳腺增生是一种良性改变，无特别的治疗方法，极少数会发展为乳腺癌，注意定期复查即可。

宫颈糜烂——"糜烂"一词威力巨大，第一次听到宫颈糜烂这个词，就会想象出"宫颈开始慢慢溃烂、发臭，进而波及整个子宫"的可怕画面。其实，这只是医学名词史上一个大失误，在国际上，"宫颈糜烂"这个名称已经被取消，我国妇科教材也取消了这个称谓。它的真身是"宫颈柱状上皮异位"，属于正常的生理现象。

子宫肌瘤——大多数都相安无事。"瘤"这个词实在太容易让人联想到癌症了！其实，此瘤非彼瘤，子宫肌瘤的瘤是良性的。子宫肌瘤也是妇科体检的"常客"，几乎 1/3 的妈妈级人物都会遇到。有些小肌瘤不但没有任何症状，甚至连妇科检查也难以觉察，偶尔做 B 超才发现，只要定期随诊观察即可。如果单个子宫肌瘤直径超过 5cm，属于比较严重的情况，最好及时手术切除。

痔疮——几乎人人都有。俗话说"十人九痔"，据调查，25岁以上的人群，70%～80%有痔疮；40～50 岁的人群，90%有痔疮。痔疮其实就是"血管性肛管垫"，排便困难、排便次数过多或过少、久坐的人，都容易引发痔疮。只有出现合并出血、肛脱垂、疼痛等症状时，才能称为病，确实已影响工作、生活时，才需要治疗。如果平时无症状，完全可以不用治疗。

骨刺——即骨质增生，是人体的自我保护。大多数人听到有"骨刺"就立即想到拔刺，欲把刺弄掉而后快。骨刺是人体的一种自我保护反应，也不是引起疼痛的主要原因，而且大多数骨刺不用治疗，要治的话就只能治引起骨刺的原发病——骨性关节炎。

飞蚊症——这是眼睛的正常衰老现象。随着年龄增加，很多人都会出现飞蚊症。眼前常出现如发丝、灰云、小圈、蚊虫、苍蝇、小黑点、线条，甚至一幅图画等黑影，眼睛本身不痛不红，不影响视力。临床调查显示，60 岁以上的老人，飞蚊症发病率达 60%以上。飞蚊症是因为玻璃体的老化，再加上用眼过度、疲劳等引起的。人在年轻时，玻璃体保持均匀的凝胶状，但到了 40 岁以后，凝胶状的玻璃体逐渐变成水样，出现液化空间，随着眼球的转动而摇晃，眼前就会出现黑影。因而，飞蚊症的医学名称是"玻璃体混浊"。大多数飞蚊症患者眼里的小黑点属于"普通蚊子"，是生理性的，不影响视觉功能，可以不用治疗，只要合理保养，慢慢适应，学会对这些"蚊子"视而不见即可。

（二）养生

每个人都希望自己拥有健康的身体，可事实上我们却常常被疾病所困扰。

人为什么会生病

1. 凡事皆有极限

中医讲"天人合一"，人体和自然界有着密切的联系，许多现象都是相似的。空气是人类生存的必要条件之一，干净的空气是由氮（78%）、氧（21%）、二氧化碳（0.03%）等气体组成的，这 3 种气体约占空气总重量 99.00% 以上，其他气体总和不到 1%。随着人类活动的增多和现代文明的发展，大量有害气体被排放到空气中，改变了空气的正常组成，使空气质量变坏。据统计表明，每天全球有数万吨废气排入到大气中，按照这个排放速度，大气早该让人窒息了，可事实并不是那样，这是什么原因呢?原来，除了植物和雨水可以洁净大气，大气本身也有超强的自我净化功能，依靠大气的稀释、扩散、氧化等物理化学作用，就能使进入大气的污染物质逐渐消失。经科学研究发现，大气中的氧气、水和其他多种物质吸收了太阳光线的能量后，可以生成一种氢氧自由基，它的氧化能力相当强，可净化大气中的烟雾。

但是大气的自净能力毕竟有限，如果人类不加节制，把越来越多的工业粉尘和有害气体排放到大气中，那么终有一天会超过大气所能承受的极限，大气"生病"也就不足为奇了。然而，被污染的大气也并非无药可救。人们可以采取措施，比如在一定范围的区域内，植树造林，甚至建立自然保护区，搞生态建设。这样就能调节气候、截留灰尘、吸纳有害气体，从而大大提高大气的自净能力，大气就能恢复"健康"。

人体生病也和大气被污染的道理一样。人体借助自身的自愈力，即使偶尔有饮食不当、睡眠不足、环境改变、血液污染、负面情绪等影响，也可以保持一种良好的状态而不生病；只有当身体的消耗和损害达到了更严重的地步，人才会生病。换句话说，生病则意味着身体的承受能力到达了极限，疾病就是身体给我们的信号，而那些损害人体自愈力的因素就是致病的罪魁祸首，它们削弱了自愈系统的力量，由此带走了我们的健康。

2. 人与自然的矛盾

一个年轻人这样描述自己："我很喜欢美食，觉得自己挺注意营养的，可是总觉得身体不强健，容易感冒，什么时候有了流行性感冒我准被传染，为什么会免疫力这么差呢?"医生检查后发现，他的肝脏和淋巴系统功能低下，而且心、肺、胃肠等器官有老化现象，这让年轻人大吃一惊。医生建议他马上改掉坏的生活习惯，注意锻炼，科学调节饮食，不要偏食和过量。

现代社会的生活和工作压力越来越大，身体不适的人也越来越多，很大程度上是生活起居不规律造成的。不良生活习惯持续损害人体的组织器官，人体的自愈系统便忙得无暇休息，最终"神医"累垮了，生病是自然的事情。中医的"天人一体观"认为，人体必须与外界的变化规律保持一致。人体是一个有机的整体，内部各个要素之间都有其固有运行规律；人与自然之间也是个有机的整体，整体不和谐会影响局部的运行状况。

我们首先要听懂身体发出的信号，并听从指示。我们的身体不会无缘无故地闹脾气，如果有不适感，那么必定是某一方面出了问题。因此，我们要按照身体的指示行事：饿了就吃，困了就睡，累了就休息，该发的脾气发出来，该看开的时候就释然。其次要顺应自然的规律，不可违背天道。自然环境的变化可直接或间接影响人体五脏的功能和津液的代谢，使机体相应地产生生理、病理反应。例如，昼夜更迭，古人日出而作、日落而息就是顺应天时。现代人喜欢过"夜生活"，在脏腑功能都减弱的时候还要活动，长此以往必然会伤精耗血，损害身体。此外，人类的破坏性活动影响了自然环境和气候，恶化的环境和气候条件最终又影响人类自身。

人之所以会生病，是因为人类漠视了自身的自愈力，也藐视了自然界的强大力量。《黄帝内经》云："春夏养阳，秋冬养阴"，"必先岁气，无伐天和"，也是说无论是养生还是治病，都要顺应自然和身体的规律，否则就会破坏天道，损害人体的自愈能力。人不能无所畏惧，也不能耍小聪明，更不能目光短浅。总之，如果你想要有一个健康的身体，养生的核心就是顺应自然，顺应人体规律，做到天人合一；而具体的方法则是让身体做主，适合自己的方法才是最好的养生方法。

身体里有上药三品：精、气、神

俗话说："天有三宝日月星，地有三宝水火风，人有三宝精气神。"这里的"精"指的是构成人体生命的物质基础，分为先天之精和后天之精。先天之精是先天带来的，是父母给的；后天之精是人出生后所吃的各种食物化生的各种营养物质，再由脾胃运化水谷而成。肾被称为先天之本，脾胃为后天之本。先天之精和后天之精是相互依存的，先天之精是生命产生的根本，后天之精则是养生之源，是人活下去的基础。先天之精为后天之精奠定了基础，而后天之精又不断给先天之精以滋养。人体内"精"的充盈与否，直接关系到人的体质和寿命。

关于气，含义非常广泛，由于它在人体内的部位不同，名称亦有所不同。气可指"元气"，元气是人生下来、活下去的根本，是肾阴和肾阳的综合体现。元气是存在于人体内的一种精微物质，有推动人体各脏腑组织功能活动的作用，是维持生命的动力。人活着就是不断消耗元气的过程，元气耗尽，人的生命就结束了。

神则是人体内在脏腑精气的表现，是人的思想和生命活动的体现。人体与神是不可分离的，中医有"得神者昌，失神者亡"之说。人的一切活动，都是神在人体发挥作用的表现。

精、气、神三者之间的关系极为密切，气生于精，精的化生有赖于气，气的产生表现了神。对于人体来说，精为身之本，从形成胚胎到人的出生，都是由于精奠定了基础；气是维持生命的原动力，气绝则身亡；神为形之主，人体的一切活动都是在神的支配下进行的。所以说"人有三宝精气神"，这三项中少了任何一项，人的生命都会受到威胁。

既然精气神对于人体非常重要，在日常生活中我们应该好好养护。首先，先天之精是出生时就已经注定的，我们无法改变，所以我们要养的是后天之精。后天之精是物质，是食物的精华、水谷精微。要养精，根本的措施就是合理的膳食营养。对于养气来说，首先要重视环境之气。多呼吸天地"清气"，喧闹嘈杂的环境、污浊的空气不利于身体的健康，更不利于养生。对于养神来说，主要是情绪养生的问题。长寿的人，大多心胸开阔、心地善良、性情温和。只有体格强壮，才会显示出朝气蓬勃、充满活力，易于保持乐观向上的积极情绪。总之，精气神是养生的根本，调养精气神的根本目的在于培植身体的固有元气，我们养生的目的也是为了培固身体的元气，因为元气充足，人才会健康长寿。

"站起来动起来"

这是宾夕法尼亚大学人口学博士和在约翰霍普金斯大学、国立癌症研究所、国家老龄化研究所及其他机构的同事们进行研究所得出的家庭性建议。根据发表在 *Medicine & Science in Sports & Exercise* 上的研究显示，即使对那些已经锻炼的人来说，抽出几分钟久坐不动的时间来进行某种运动也可以减少死亡率。

Fishman 是 Penn 人口研究中心的一员，与其他研究人员一起分析了由美国疾病控制和预防中心进行的参加全国健康和营养检查项目的大约 3000 名 50～79 岁人群的数据。在这项研究中，受试者戴着超敏感的活动追踪器（称为加速度计），对于这些情况类似的人，该机构在随后的八年内跟踪他们的死亡率。

结果是惊人的。在这段时间内最不爱运动的人比最爱运动的人死亡的可能性要大三倍，甚至五倍。"我们比较了运动量相同的人，少坐多走动的人会活得更长，"论文的第一作者 Fishman 说，"那些经常四处走动、洗盘子、扫地的人往往比坐在桌子上的人活得长。"

以前的活动跟踪研究得出了类似的结论。但是，根据Fishman 所说，这样的研究通常要求参与者监控自己的运动频率和数量，他们发现许多人报告数会比实际稍大。另外，使用NHANES 跟踪器比我们通常采用的方法更精密。他说："因为这个装置捕捉到的活动强度很频繁，每一分钟我们都可以区别出每天花两小时的人和那些花一个半小时活动的人的区别"。

考虑到慢性疾病影响死亡率，Fishman 和他的同事统计了诊断的医疗条件、吸烟、年龄和性别等控制因素。他们还完成了测试，完全排除了受试者的慢性病状况。他们的分析并没有延伸到任何年龄小于 50 岁的人，因为这不满足研究的要求。尽管科学家们并没有发现能改善患者死亡率的具体阈值，但他们确定，即使每天只增加 10 分钟的运动，也会有不同的作用。用轻度或中度的运动来代替 30 分钟的久坐不动的体力活动，会有更好的结果。

"你不需要付出多少汗水就可以降低死亡的可能性，"Fishman 说，"活动不必是特别有力就可以得到非常好的健康益处。"在理想的计划里，Fishman 说，该研究可以继续进行实验，随机分为两组，一组人收到鼓励增加体力活动，另一组没有，仅仅锻炼取代久坐行为就可以减少死亡风险。他说，他还希望看到公共卫生政策鼓励人们更具创造性地运动。然而，直到现在这还是个人的行动，以运动代替久坐。Fishman 说："对体育活动，多比少好，有比没有好。"

十、

自愈与适应
Self-Healing and Adaptation

2008 年诺贝尔生理学和医学奖获得者哈拉尔德·楚尔·豪森在对医学理论的研究中发现，"自愈"是人体和其他生命体在遭遇外来侵害或出现内在变异等危害生命情况下，维持个体存活的一种生命现象。基于其内在的自愈系统，以自愈力的表现方式，来排除外在或内在对人体和其他生命体的侵害，修复已经造成的损害。"适应"在生物学中是一个常用的概念，代表某生物个体或物种群体与环境（包括其他生物种群）间的协调程度，是通过生物个体或物种群体的形态结构、生理功能、行为反应、生活习性表达出来的，能生存下来并繁殖后代。生物的适应是来自生物自身变异和环境变迁双方面的作用，环境条件的影响也就成为人们考察生物进化现象的一个重要内容。

（一）自愈

求医用药固然是治疗疾病的必要手段，但实质是为人体自愈力发挥作用创造条件。病体痊愈归根结底靠人体自愈力，日常保健更要靠自愈力。人们必须结识这位神医——自愈力，学会听从他的健康指令，利用好他的天然药田，才不会失去健康这一最宝贵的财富。

身体出现不是很严重的异常反应的时候，不一定急着去找医生或吃药，而要给身体一个自愈的过程和机会，调动身体的能量将细菌排出体外，还没有副作用。人类吃五谷杂粮，生病是很正常的，是身体对异常状况做出的反应。这个时候，就需要我们积极地给予配合调理。几个病菌并不能致命，也不会引发严重的疾病，生病的根源是每况愈下的身体状况。身体免疫力的降低，自愈功能的缺失以及各系统功能的紊乱，这些都是身体出现重大疾病的原因。

人体的自愈力，是机体的自然愈合的能力，自愈系统是与生俱来身体里的神医。生命降生时，这位"随身医生"就在我们身体里安家落户了，体内的每一处器官，每一种分泌物都是他信手拈来的"好药材"。生活中，小毛病往往不需吃药就能好，疑难杂症自然痊愈的例子也不鲜见，这就是"神医"在自行诊断、开方配药，为我们祛病保健康。

公元 400 年，古希腊医圣 Hippocratic 说："病人的本能就是病人的医生（the instinct of patient is just his doctor）"，"病人最好的医生是自己（the best doctor of patient is himself）"，他强调了人体自身的力量。现代医学研究表明，自愈系统与生俱来，人体具有以免疫系统、神经系统和内分泌系统为主的人体自愈系统，人类生命就是靠这种自然自愈力，才得以在千变万化的大自然中得以生存和繁衍。当人体的这种自然自愈力下降时，就出现了疾病和衰老，所以增加人体自然自愈力是修复疾病的关键。自愈力如同大树的根，根壮叶就茂。只要树根强壮了，全树冠所有枯黄的叶子都会一齐变绿。自愈力增强了，全身所有的病都会一齐得到治疗。临床实验证明，负氧离子可明显提高机体免疫功能，活化单核-吞噬细胞系统，即单核巨噬细胞的吞噬功能，改善机体反应性，增强机体抗病能力，这都是自愈力的重要部分。

随着医学的发展，人们越来越多地依赖于药物"代替"身体器官的抗病能力，人体自身的自愈力也受到了削弱，逐渐丧失了本应属于自己的健康。预防医学界的专家们认为，现代医学理念的"疾病治疗"主要是依靠各类药物的作用，而各类药物在发挥作用的同时，其副作用又是以损坏患者部分机体功能并加速其衰老为代价，来寻求患者病灶部位暂时的平衡。即使非常先进的现代医学，也并不能从真正意义上治好疾病，其结果往往是药物的副作用加速了生命体细胞组织的老化。世界卫生组织（WHO）呼吁，要摆脱"对药物的依赖"，拥有真正的健康就应从增强人体自身自愈力着手，修缮人体各器官功能，帮助机体维持并恢复自主健康的能力。这是人类命运的呼唤，也将成为未来医学发展的趋势。

为什么现代医学越发达，人们的病症却越难治疗？医学专家给出的结论是：过度依赖医生与药物，让我们身体的自愈力成了"软脚蟹"，人体的免疫系统在外力的干扰下门户洞开。于是，健康和医学在一定程度上形成了一种恶性循环：医学越发达-健康难题越多。要想终止这种循环，我们应该尊重身体自己的规律，充分发挥我们自愈力的潜能，使它成为我们健康真正的保护神。

病毒产生抗药性，在抗生素的轮番攻击当中存活下来，是最低水平自愈力的典型表现。人类通过显著增强干细胞功能，进而依靠来自自身的杀灭肿瘤细胞能力实现康复，是高水平自愈力的典型表现。

现代科学研究指出：自愈系统包括防御系统、应激系统、免疫系统、修复系统、内分泌系统等若干个子系统，其中任何一个子系统发生协调性、功能性障碍或者受到外来因素破坏时，自愈系统会调动其他子系统来"替补"，使机体维持健康状态。而当其他子系统的代偿能力不足以"替补"时，人就会生病，或者处于亚健康状态。

需要注意的是，在人体自愈系统的调节过程中，常常以减弱身体某些生理活动为代价，甚至暂时关闭某些功能，以减少养分的消耗，而将养分分配给身体出现问题的部位。因此，这个过程会使人体某些局部表现出一些症状，这其实是一种身体警告，提醒人体出现了某些不平衡。例如人体的发热，可能是提醒人体某些地方有炎症，而发热则是自愈系统为了医治人体而做的有益调节。自愈力来自于人体的自愈系统，它的内涵中除了通常所说的针对致病微生物的免疫能力外，还有排异能力、修复能力（愈合和再生能力）、内分泌调节能力、应激能力，具体包含了断裂骨骼的接续、黏膜的自行修复或再生、皮肤和肌肉以及软组织愈合、通过免疫系统杀灭肿瘤和侵入人体的微生物、通过减食和停止进食的方式恢复消化道功能、通过发热的物理方式辅助杀灭致病微生物等等诸多的与生俱来的能力，呕吐、腹泻和咳嗽等也是自愈力发挥作用的表现形式。

自愈系统与生俱来，在后天条件下，人类可以通过调节生存环境、实现饮食的生理平衡、适当运动以及接受低于致病量的微生物刺激获得免疫力、激活骨髓造血干细胞等办法来巩固和提高自愈力。它既是天生的，又是可以被激发出来的。①休息：劳累时，休息是恢复体能的最有效方法。俗话说：三分治，七分养。可见养的作用特别重要，这种养包括充足的休息和有规律的生活。②运动：运动能治愈很多疾病，特别是慢性病。但是需要注意的是要选择适合自己的运动方法。③营养：营养在中医里也叫做"水谷精微"，意思是食物消化后能成为被人体吸收的、对人体有益的精华物质。中医认为：药补不如食补。所以营养对身体很重要，而对于处于恢复中的人体尤其重要。④心态：人是身心统一的动物，身体和心灵组成了人的整体。身体是心灵的载体，心灵是身体的指挥。如果指挥系统出现了问题，身体的各个器官就不能很好的工作。人们要重视挖掘人体自愈的潜能，读懂人体，灵活应对，制订出适合自己的保健方案。我们不要过度去干预这个神医，给"神医"帮倒忙。自愈系统的调节包纳了整个人体，其复杂和精密程度是今天的科学技术所不能比拟的。不过，虽然我们不能完全读懂身体的语言，却可以正确认识身体的用意，只要不去阻止、干扰和破坏身体的正常行为，就可以充分利用自愈力来防病健身。

现代人普遍工作和生活在压力巨大的环境里，思想焦虑、肢体疲劳，膳食结构不合理，不断受到噪声、辐射、空气污染以及饮食污染的侵害，再加上吸烟、酗酒和不当用药等因素，经常处于亚健康状态，患病概率越来越高，罹患恶性疾病的人数节节攀升，巩固和提高自愈力已经成为迫在眉睫的严重问题。

自愈力是生物依靠自身的内在生命力，修复肢体缺损和摆脱疾病与亚健康状态的一种依靠遗传而获得的维持生命健康的能力。在自愈力进行自我调节的过程中，人体发现哪里有问题就会调节哪里，当然在进行调节的过程中我们会感到非常不舒服，这种不舒服就是我们平时所说的疾病症状。这种短暂的不舒服其实是为了长远的健康。但很可惜，很多人不理解这种信号。

（二）适应

适应指有机体想要满足自己的需求，而与环境发生调和作用的过程，是一种动态的、交互的、有弹性的历程。当个人需求与环境发生作用时，若不能如愿以偿，通常会造成两种心态，其一为形成悲观消极心理，其二为从失败中学习适应方法。成功的适应才能增进心理健康，养成健全人格，失败的适应就会造成心理不健康和不良人格。

适应是生物特有的普遍存在的现象。包含两方面涵义：①生物的结构（从生物大分子、细胞，到组织器官、系统、个体乃至由个体组成的群体等）大都适合于一定的功能。例如 DNA 分子结构适合于遗传信息的存贮和"半保守"的自我复制；各种细胞器适合于细胞水平上的各种功能（有丝分裂器适合于细胞分裂过程中遗传物质的重新分配，纤毛、鞭毛适合于细胞的运动）；高等动植物个体的各种组织和器官分别适合于个体的各种营养和繁殖功能；由许多个体组成的生物群体或社会组织（如蜜蜂、蚂蚁的社会组织）的结构适合于整个群体的取食、繁育、防卫等功能。在生物的各个层次上都显示出结构与功能的对应关系。②生物的结构与其功能适合于该生物在一定环境条件下的生存和繁殖。例如鱼鳃的结构及其呼吸功能适合于鱼在水环境中的生存，陆地脊椎动物肺的结构及其功能适合于该动物在陆地环境的生存，等等。

"适应"在生物学中是一个常用的概念。作为名词来用，它代表某生物个体或物种群体与环境（包括其他生物种群）间的协调程度，它是通过生物个体或物种群体的形态结构、生理功能、行为反应、生活习性表达出来的，如鱼的腮、梭形体形以及鳞片覆盖、鳍与尾的布局、生殖洄游体现了它们对水生环境的很好的适应；蜜蜂的口器是它们对蜜源植物花的适应。作为动词来用，适应表示生物物种通过自身形态结构、生理功能、行为反应、生活习性的改变，提高它们对外界环境的协调控制能力。在这里适应的过程便是一个生物进化的过程。应该看到，对于物种群体来说，适应不仅需要表现在生物个体的生存能力方面，还同时要体现在它的生殖繁衍能力上。显然，一个对环境高度适应的生物个体，如果它缺乏生殖繁衍能力，它对所属物种适应性的提高不会有任何的贡献。另外，在我们考察一个生物的适应性时，自然要和特定的环境条件联系在一起，因此适应本身就已经具有了与时空的相关性。时间变了，环境也可能变了，原来适应的可能不再适应，而原来不尽适应的也可能其适应性大大地提高了。因此，生物的适应是来自生物自身变异和环境变迁双方面的作用，环境条件的影响也就成为人们考察生物进化现象的一个重要内容。

适应可能是由一个基因所控制或由许多基因所控制；它可能只涉及个别细胞或器官，也可能是整个生物体的适应，它可能只是对某一特殊环境条件产生的有利反应，也可能是有一般的适应价值。生物有隐蔽色或保护色、恶臭、警戒色、拟态等多种适应形式，最典型的是花对于昆虫采粉的适应：依靠蜜蜂传粉的花都有鲜艳的黄色或蓝色，但极少红色，因为蜜蜂不能识别红色；都有芬芳的香味，都是白天开放，并且常常具有一个供蜜蜂停落的结构。依靠蜂鸟传粉的花大多有鲜艳的红色及黄色。依靠蛾类传粉的花多是晚间开放，白色或淡色，并且大多有香味。依靠蝇类传粉的花大多有臭味，颜色晦暗。有些动物虽然没有毒刺等武器，不分泌毒物，也没有不好吃的味道，它们却和某些有毒刺、能分泌毒物或不好吃的动物形状相似，使捕食者不敢攻击。

生物适应是生物界普遍存在的现象。从一个大气压的海平面到空气稀疏的高原，地球表面的每一个角落都有生物的种子在适应、在发展、在开花结果。氧浓度为 20% 的地球表面大气是海平面居民和动物所须臾不可或缺的，但是岩羊、棕熊和牦牛等高等哺乳动物却能在海拔 6000 米乃至 8000 米的高原活动自如；智利的所谓"蓝血人"能在 6000 米以上的高山常年正常生活。龟作为一种兼性耐低氧动物，通过下调能量需求和上调 ATP 生成能效，能长期耐受低氧。大肠杆菌等原核细胞具有几种不同的呼吸链，利用不同的电子接受体和终末氧化还原酶，能在无氧环境中生存。

自古以来对于适应就有目的论和进化论两种解释。C.R.达尔文第一次用自然选择原理来解释适应的起源，彻底摆脱了"上帝"或任何超自然的力量。至今仍是最合理地解释了适应起源的学说。在进化论的发展过程中出现过 3 种不同的适应定义：

①达尔文在阐述其自然选择原理时曾指出，最适应于环境的个体将存活下来，并将其有利的变异遗传到后代。②现代综合进化论改进了达尔文关于"适应"的定义，用能生存下来并繁殖后代来定义适应，同时用繁殖的成功程度来定义适应度。把具有某种基因型的个体的适应度定义为"该个体所携带的基因能传递给下一代的相对值"。③有的生态学家认为，"可以利用其他生物不能利用的环境条件的生物是最适者"。以上 3 种定义合起来就是对适应的全面理解。

"适者生存（Survival of the Fittest）"这个短语由英国哲学家赫伯特·斯宾塞于 1864 年首先提出。英国著名的博物学家、进化论学说的奠基人达尔文所著的《物种起源》一书最早出版于 1859 年。这一划时代的著作，提出了生物进化论学说，从而摧毁了各种唯心的神造论和物种不变论。此后，他对其作品不断地进行修改和补充。在《物种起源》第五部分，达尔文采用了 "适者生存（Survival of the Fittest）"这个短语，并加上另一短语"不适者消亡（the Weakest Goes To the Wall）"。达尔文把自然界在生存的斗争中，适者生存、不适者消亡的过程称作自然选择。达尔文认为，在生物进化中，具有有利于变异的个体，在生存斗争中容易获胜而生存下去。反之，具有不利于变异的个体，则容易在生存斗争中失败而死亡；凡是生存下来的生物都是适应环境的，凡是被淘汰的生物都是对环境不适应的，这就是适者生存、不适者消亡。达尔文认为，自然选择过程是一个长期、缓慢和连续的过程。由于生存斗争要不断进行，自然选择也要不断地进行，通过一代代的生存环境的选择作用，物种变异被定向地朝着一个方向积累，于是性状逐渐和原来的祖先有所不同，新的物种就这样形成了。由于生物所在的环境是多种多样的，因此，生物适应环境的方式也是多种多样的，经过自然选择也就形成了生物界的多样性，形成了我们今天所看到的地球生物圈。

适应过程可以分为四个阶段：①行动的动机与需求。当个体产生某种需求时，在生理上就引起紧张，如果需求得到满足，则紧张状态消除。一般而言，人类动机具有相当持久性，不达目的决不终止，而且紧张程度与动机强弱成正比。②遭遇阻碍与冲突。在适应过程中，往往会遇到阻碍，因阻碍而引起挫折，个人对挫折的反应是：或加倍努力以克服障碍，或对挫折的人与物施予攻击，或予以压抑造成内心的苦闷。有时个体也会因两种以上的动机冲突，不知如何取舍而苦恼。③形成挫折情境。挫折是个体需求或动机遭遇障碍后所引起的一种不愉快的情绪状态。对个人而言，挫折是无法避免的，只是程度不同而已。有时挫折的情境相同，但是对各人所引起的打击和压力，视个体能否忍受而异。心理学家曾试验，将老鼠溺水救起后，以后溺水可支持更久，重复多次救起，便增强其自我控制能力，再遭遇灾难时，可支持更久。可以设想，对一个绝望的人，若能救他一把，即使只给予喘息的机会，也有帮助。经验可增强抵抗挫折的能力，一个经历过挫折的人，便会有较强的适应力，而历来一帆风顺的人，一遇打击，便手足无措。因此，小小的挫折会使人更加警觉，有效地重新检讨，因而可避免遭遇更大的挫折。④产生行为适应。对障碍的适应方式，常因个人的习惯形成一贯的、恒常的反应，且其适应形式早在幼年时即具雏形，直到成年之后，才形成定型的反应方式。

生命的运动与适应是生物体发展的一条自然规律。生命体的运动是永恒的，由于运动，生命体随之发生变化，变化的结果是生命体获得发展与壮大。这个现象在运动生理学称作"运动与适应"。所谓适应，依《辞海》的说法，"生物在自下而上竞争中适合环境条件而形成一定性状的现象。它是自然选择的结果。"用现代生物学观点看，适应是有机体在和外界环境取得相对恒定的过程中，由于生物力（运动或劳动）的影响与作用下，致使机体在形态结构、生理功能和生物化学等各方面得到发展与扩大的一种现象。适应现象的产生是由于运动的结果。没有机体的运动，也就不会有适应。故运动与适应是生命体存在和发展的两个不可分割的相互联系着的一条自然规律。犹如人体参加体育锻炼而获得增强体质的效果一样，都从属于这一规律。

　　人体参与运动或锻炼想获得适应的效果，还必须遵循一个"长期的、持之以恒的参与运动或锻炼"的前提条件。因为适应不是一朝一夕的举动就能得到的，而是长期的参与。为什么我们参加体育锻炼要遵守"持之以恒"这条体育教育原则，其原因就在这里。运动适应可分为生理性适应和病理性适应。生理性适应指人体参与活动或运动条件下，由于重复进行肌肉活动，使人体在形态结构、生理心理功能诸方面产生了良好的反应，如体质增强了，健康水平提高了等。所谓病理性适应是指患有一般慢性病者、或患病者在康复期内，通过科学的合理的身体活动或运动，使患者获得疾病治愈和康复的过程。按传统医学观点，疾病通常是由精气血脉的运行发生障碍或郁滞而产生。正如《吕氏春秋·尽数》指出："流水不腐，户枢不蠹，动也，形气亦然，形不动则精不流，精不流则气郁。"说明人体要经常活动或运动，否则"精不流则气郁"，气郁就是生病。

结　语

　　生物科学和生命科学既是构成哲学基础中不可或缺的组成部分，也深受哲学理论思维和方法论的影响。达尔文以生存定义适应，从物种可变事实到自然选择机制对适应做了科学的阐释，他的进化论思想和适应理论潜藏着不变性、有恒久的魅力，一直成功地指引着生物医学的发展。被马克思称为"英国唯物主义和整个现代实验科学的真正始祖"的英国哲学家、思想家、作家和科学家的弗兰西斯·培根，推崇科学、发展科学进步的思想和崇尚知识进步的口号，一直推动着社会的进步。他的一部与《论语》媲美的欧洲近代哲理散文经典《培根论人生》，体现了培根对人生世态的通透理解，充满哲学的思辨，是人生智慧和经验的结晶，堪称世界散文和思想史上的传世瑰宝。

　　恩格斯的《自然辩证法》依据当时的自然科学成果，描绘了整个自然界发展的辩证图景，运用丰富的自然科学材料阐发了辩证法的基本规律，研究了各门自然科学的辩证内容，把自然科学揭示的自然界的辩证法同自然科学认识发展和研究方法的辩证法联系起来研究，认为辩证法是唯一的、最高度地适合于自然观的这一发展阶段的思维方法。

　　医学的对象是疾病，马克思主义哲学中的唯物辩证法能对疾病的产生、发展做出全面的解释，并对临床决策具有指导作用。历史表明，任何一门具体的医学学科都不能在世界观层次上，为我们提供有效的指导，唯有哲学能为人们提供关于人体、生命、健康、疾病以及医学自身全方位的系统的总体认识，使人们在对待具体的医学问题，有一个明确的方向和理论指导。

马克思认为，世界是物质的，物质是运动的，运动是有规律的。疾病也是一个动态的过程，在疾病的不同时期所需要解决的问题不同。因此，临床诊断时不能只反映某一阶段的变化，还要求能够反映动态的变化。对疾病的诊断与治疗，只有着眼于疾病的发展和演变，运用唯物辩证法，根据病情的变化随时修改、调整诊断与治疗的方案，才有助于提高医疗服务质量。

我们要学习和应用以下五条规律和关系。

1. 对立统一规律

古希腊亚里士多德和德国黑格尔是西方哲学辩证法两颗耀眼的巨星：一个是古希腊自发辩证法的巨匠，一个是德国古典哲学唯心辩证法的鼻祖。两颗巨星遥相呼应。恩格斯指出，"辩证法直到现在还只被亚里士多德和黑格尔这两个思想家比较精密地研究过"，并把亚里士多德誉为"古代世界的黑格尔"。他们两人之所以能够成为两种辩证法形态代表的根本原因，在于他们以各自特有的方式触及到辩证法的实质和核心，探索了辩证法本质的深层结构。列宁在《谈谈辩证法问题》一文中曾指出，"统一物之分为两个部分以及对它的矛盾着的部分的认识"是辩证法的实质和它的主要特征。

在疾病的发生发展过程中，机体内始终贯穿着矛盾双方的对立面的斗争。一方面是致病因素对机体的作用，引起各种病理性损害；另一方面，机体的抗损害反应不断地对抗致病因素，力图恢复机体的正常平衡状态，斗争双方的力量对比，决定着疾病的发展方向和结局。损害和抗损害是对立的统一，是疾病发展过程中的一对基本矛盾。当抗损害占优势，完全战胜了损害因素时，疾病就不会发生，即使发生了，也会向痊愈的方向发展，使机体迅速恢复健康。但是，如果抗损害能力不能完全战胜损害因素，而损害因素又继续存在于机体内部的时候，机体就处于不完全康复的状态，只好通过代偿作用维持正常的生命活动。在这种情况下如果抗损害能力减弱，损害因素占优势时，随时有可能使疾病向坏的方向发展，甚至导致死亡。例如，外伤性出血引起血压下降，同时即激起外周细小动脉收缩、心跳加快等抗损害反应；如果持续出血或出血量大，抗损害反应不足以代偿，即可导致休克、缺氧、酸中毒等一系列严重后果。医务工作者应正确分析疾病过程中损害和抗损害矛盾的斗争及其转化规律，促使抗损害反应成为矛盾的主要方面，使疾病向痊愈方向发展、防止疾病向恶化的方向转化。

2. 质量互变规律

事物的联系和发展都采取量变和质变两种状态和形式。从病原体的侵入机体到发病之前，是量变状态的运动。致病因素的作用一旦打破了物质代谢或功能活动的正常的相对平衡，量变达到一定的限度，便转化为一定的病理过程，即量变引起质变。譬如慢性乙型病毒性肝炎，HBV 侵入患者肝脏后，不断分裂增殖，数目增长十分迅速，达到一定量后，肝细胞开始变性、坏死，发生炎症反应；炎症反应不断进展，会伴有纤维化，肝脏被分割成由纤维包绕的结节，形成肝硬化，并发展为肝癌。量变和质变的运动，显示出病理过程的不同分期。欲取得较好的疗效，就要早发现疾病并尽早治疗，以阻止或减慢疾病的量变，避免该疾病变质恶化、转化为更为严重的后果。

3. 否定之否定规律

机体受到致病因素所损害而发病时，健康的身体为疾病所否定，机体经过治疗战胜了疾病，恢复健康时，又是否定之否定。从健康到受损害，从损害到恢复健康，两次对立面的转化，两次否定，呈现出疾病发生发展变化的一般过程。许多疾病有它的潜伏期、间歇期、减退期和高峰期，有的持续数月、数年不断起伏，有的则治愈了又复发，呈现出疾病过程的曲折性。由于事物发展是前进性和曲折性的统一，人们要善于洞察疾病发展中的各种可能性，充分估计其困难和曲折，做好与疾病做长久斗争的准备。

4. 整体与局部的辩证关系

人的生命体是整体与局部的统一。在疾病发展过程中，局部的病理改变常常不是孤立的，它既可以影响整个机体，同时又受整体功能的影响。局部病变与整体反应互相影响、互相制约，在一定条件下还可以相互转化。例如，临床常见的口腔黏膜疾病可涉及疾病理化刺激、局部感染、局部创伤等局部因素，也可与感染性疾病、营养缺乏症、代谢障碍、内分泌紊乱、血液病、免疫性疾病等整体因素有关。又如，一个局部的外伤如果因破伤风感染发展蔓延，可转化为全身性的败血症而危及生命。因此，疾病的实质应包括局部、整体以及二者之间的联系。临床诊治时，应先进行局部定位，同时要遵循整体性原则，即医生在诊治患者的全过程中，始终坚持从事物是相互联系的观点出发，把人体的生命活动看成为一个各器官、系统有机联系的整体。不仅要看到局部、而且要看到整体；不仅要注意器质性疾病，而且要注意功能性病变等。

5. 共性与个性的辩证关系

不同疾病可出现相同的表现，是这些疾病的共性；而同一征象在不同的疾病中又有其独特的临床特点，加上个体间的差异，使得病理变化，临床表现千变万化，是这些疾病的个性。肺炎、肺水肿、肺淤血、肺癌等都可有肺部湿啰音，湿啰音是这些病变的共性。而湿啰音又分为粗、中、细湿啰音和捻发音，分别在不同的肺部疾病中出现。医生在诊断疾病时，在一般医学理论指导下，根据患者发病的时间、地点、条件，对发病情况、病症的个体差异，对疾病特点与整体状况做具体分析；在治疗疾病时，也应根据不同患者的身体差异，制定出个体化的治疗方案。唯物辩证法可以帮助医生更好地认识人体和疾病的发展规律，找到更好的诊治策略。

Epilogue

Biological and life science are indispensable parts constituting the basis of philosophy and deeply affected in turn by theoretical thinking and methodology of philosophy. Engels explicates the basic law of dialectics based on rich data in natural science. Marx regards world as material and material is motorial having its regularity. Disease is a kinetic process. Materialistic dialectics would express its genesis and development comprehensively in term of law of the unity of opposite, law of interconversion between quality and quantity and law of negation vs negation.

参 考 文 献①

恩格斯. 1957. 自然辩证法. 曹葆华，于光远，谢宁译. 北京：人民出版社

弗兰西斯·培根. 2014. 培根论人生. 吉喆译. 南京：江苏人民出版社

Lois NM. 2002. 生命科学史. 李难，崔极谦，王永平译. 天津：百花文艺版社

卡斯蒂廖尼. 2003. 医学史. 程之范译. 桂林：广西师范大学出版社

安德鲁·韦尔. 2014. 自愈力. 荀寿温译. 北京：北京出版社

黄慧英. 2010. 生命之开拓与价值之实现//刘笑敢，《中国哲学与文化》（第八辑）.
  桂林：广西师范大学出版社，195-210

刘虹，张宗明，林辉. 2004. 医学哲学. 南京：东南大学出版社

吕国蔚. 1991. 生物医学理论教学中科学思维的训练. 医学教育，9：21-24

吕国蔚. 1992. 整合：生理学研究的大方向. 生理通讯，11（3）：36-49

吕国蔚. 1993. 唯物辩证法对神经科学研究的指导作用. 首都医科大学学报，1（增
  刊）：37-40

吕国蔚. 1994. 辩证地去思考——科学思维的主旋律. 生理科学进展，25（1）：6-11

吕国蔚. 1994. 辩证地去验证——科学发现与证明的辩证法. 首都医科大学学报，
  1（增刊）：21-23

吕国蔚. 1996. 整合——生理学的传统与未来//北京生理学会 40 周年论文集，

---

① 见诸报刊网络的诸多有关论述，恕难一一引及，作者在这里向各位有关作者
一并谨致谢忱！

20-23

吕国蔚. 1998. 从分子到行为——分子生物学将把生理学引向新纪元. 生理通讯，
　6：157-159

吕国蔚. 1999. 21 世纪的生命科学研究. 世界科技研究与发展，6；24-27

吕国蔚. 1999. 脑是怎样发号施令的//陈建礼，科学的丰碑——20 世纪重大科技成
　就纵览. 济南：山东科技出版社，67-71

吕国蔚. 2000. 学海学泳的点滴领悟//杜金香，德艺双——医学专家谈成才. 北京：
　中国人事出版社，125-139

吕国蔚. 2003. 神经生物学教学实践引发的几点理性思考. 生理科学进展，34(1)：
　90-91

吕国蔚. 2004. 关于生理学教学方法学的探讨//于英心，医学生理学教学指导. 北
　京：北京医科大学出版社

吕国蔚. 2011. 对人生历程与学术生涯的些微体验. 生理科学进展，42（5）：1-8

潘德孚. 2014. 人体生命医学. 北京：华夏出版社

杨玉昌. 2014. 哲学与人生. 北京：知识产权出版社